现代著名老中医名著重刊

罗元恺论医集

罗元恺　编著

人民卫生出版社

图书在版编目（CIP）数据

罗元恺论医集/罗元恺编著 . —北京：人民卫生出版社，2012.2

ISBN 978-7-117-15297-6

Ⅰ . ①罗… Ⅱ . ①罗… Ⅲ . ①中医妇科学－临床医学－经验－中国－现代 Ⅳ . ①R271

中国版本图书馆 CIP 数据核字（2011）第 269290 号

| 门户网：www. pmph. com | 出版物查询、网上书店 |
| 卫人网：www. ipmph. com | 护士、医师、药师、中医师、卫生资格考试培训 |

现代著名老中医名著重刊丛书

第 七 辑

罗元恺论医集

编　　著：罗元恺

出版发行：人民卫生出版社（中继线 010-59780011）

地　　址：北京市朝阳区潘家园南里 19 号

邮　　编：100021

E - mail：pmph @ pmph. com

购书热线：010-67605754　010-65264830
　　　　　010-59787586　010-59787592

印　　刷：三河市宏达印刷有限公司

经　　销：新华书店

开　　本：850×1168　1/32　印张：8.5　插页：2

字　　数：211 千字

版　　次：2012 年 2 月第 1 版　2024 年 12 月第 1 版第 5 次印刷

标准书号：ISBN 978-7-117-15297-6/R·15298

定　　价：22.00 元

打击盗版举报电话：010-59787491　E-mail：WQ @ pmph. com
（凡属印装质量问题请与本社销售中心联系退换）

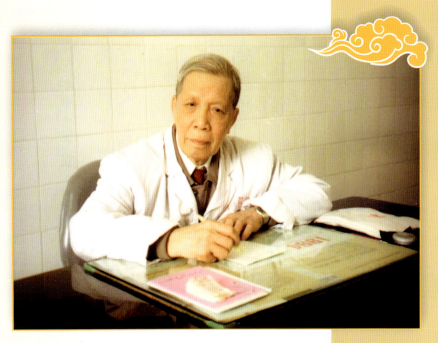

▲ 图为罗元恺教授生前留影

八十喜賦 二首

一
光陰如駛八十春 術擅岐黃達六旬 回顧歷程多險阻 今朝馳騁向通津

二
八十春秋瞬息過 杏林遂樹愧無多 喜看桃李花如錦 后繼醫輩出勝叔和

九九四年十月歲次甲戌 元愷書

出版说明

　　自 20 世纪 60 年代开始,我社先后组织出版了一些著名老中医经验整理著作,包括医案、医论、医话等。半个世纪过去了,这批著作对我国现代中医学术的发展发挥了积极的推动作用,整理出版著名老中医经验的重大意义正在日益彰显。这些著名老中医在我国近现代中医发展史上占有重要地位。他们当中的代表如秦伯未、施今墨、蒲辅周等著名医家,既熟通旧学,又勤修新知;既提倡继承传统中医,又不排斥西医诊疗技术的应用,在中医学发展过程中起到了承前启后的作用。他们的著作多成于他们的垂暮之年,有的甚至撰写于病榻之前。无论是亲自撰述,还是口传身授,或是由其弟子整理,都集中反映了他们毕生所学和临床经验之精华。诸位名老中医不吝秘术,广求传播,所秉承的正是力求为民除瘼的一片赤诚之心。诸位先贤治学严谨,厚积薄发,所述医案,辨证明晰,治必效验,具有很强的临床实用性,其中也不乏具有创造性的建树;医话著作则娓娓道来,深入浅出,是学习中医的难得佳作,为不可多得的传世之作。

　　由于原版书出版的时间已久,尽已很难见到,部分著作甚至已成为中医读者的收藏珍品。为促进中医临床和中医学术水平的提高,我社决定将部分具有较大影响力的名医名著编为《现代著名老中医名著重刊丛书》并分辑出版,以飨读者。

第一辑　收录13种名著

《中医临证备要》　　　　　《施今墨临床经验集》
《蒲辅周医案》　　　　　　《蒲辅周医疗经验》
《岳美中论医集》　　　　　《岳美中医案集》
《郭士魁临床经验选集——杂病证治》
《钱伯煊妇科医案》　　　　《朱小南妇科经验选》
《赵心波儿科临床经验选编》《赵锡武医疗经验》
《朱仁康临床经验集——皮肤外科》
　　　　　　　　　　　　　《张赞臣临床经验选编》

第二辑　收录14种名著

《中医入门》　　　　　　　《章太炎医论》
《冉雪峰医案》　　　　　　《菊人医话》
《赵炳南临床经验集》　　　《刘奉五妇科经验》
《关幼波临床经验选》　　　《女科证治》
《从病例谈辨证论治》　　　《读古医书随笔》
《金寿山医论选集》　　　　《刘寿山正骨经验》
《韦文贵眼科临床经验选》　《陆瘦燕针灸论著医案选》

第三辑　收录20种名著

《内经类证》　　　　　　　《金子久专辑》
《清代名医医案精华》　　　《陈良夫专辑》
《清代名医医话精华》　　　《杨志一医论医案集》
《中医对几种急性传染病的辨证论治》
《赵绍琴临证400法》　　　《潘澄濂医论集》
《叶熙春专辑》　　　　　　《范文甫专辑》
《临诊一得录》　　　　　　《妇科知要》
《中医儿科临床浅解》　　　《伤寒挈要》
《金匮要略简释》　　　　　《金匮要略浅述》
《温病纵横》　　　　　　　《临证会要》

《针灸临床经验辑要》

第四辑　收录 6 种名著

《辨证论治研究七讲》　　　《中医学基本理论通俗讲话》

《黄帝内经素问运气七篇讲解》《温病条辨讲解》

《医学三字经浅说》　　　　《医学承启集》

第五辑　收录 19 种名著

《现代医案选》　　　　　《泊庐医案》

《上海名医医案选粹》　　《治验回忆录》

《内科纲要》　　　　　　《六因条辨》

《马培之外科医案》　　　《中医外科证治经验》

《金厚如儿科临床经验集》《小儿诊法要义》

《妇科心得》　　　　　　《妇科经验良方》

《沈绍九医话》　　　　　《著园医话》

《医学特见记》　　　　　《验方类编》

《应用验方》　　　　　　《中国针灸学》

《金针秘传》

第六辑　收录 11 种名著

《温病浅谈》　　　　　　《杂病原旨》

《孟河马培之医案论精要》《东垣学说论文集》

《中医临床常用对药配伍》《潜厂医话》

《中医膏方经验选》　　　《医中百误歌浅说》

《中药炮制品古今演变评述》《赵文魁医案选》

《诸病源候论养生方导引法研究》

第七辑　收录 15 种名著

《伤寒论今释》　　　　　《伤寒论类方汇参》

《金匮要略今释》　　　　《杂病论方证捷咏》

《金匮篇解》　　　　　　《中医实践经验录》

《罗元恺论医集》　　　　《中药的配伍运用》

7

《中药临床生用与制用》　《针灸歌赋选解》

《清代宫廷医话》　　　　《清宫代茶饮精华》

《常见病验方选编》　　　《中医验方汇编第一辑》

《新编经验方》

第八辑　收录 11 种名著

《龚志贤临床经验集》　　《读书教学与临症》

《陆银华治伤经验》　　　《常见眼病针刺疗法》

《经外奇穴纂要》　　　　《风火痰瘀论》

《现代针灸医案选》　　　《小儿推拿学概要》

《正骨经验汇萃》　　　　《儿科针灸疗法》

《伤寒论针灸配穴选注》

　　这些名著大多于 20 世纪 60 年代前后至 90 年代初在我社出版,自发行以来一直受到广大读者的欢迎,其中多数品种的发行量达到数十万册,在中医界产生了很大的影响,对提高中医临床诊疗水平和促进中医事业发展起到了极大的推动作用。

　　为使读者能够原汁原味地阅读名老中医原著,我们在重刊时尽可能保持原书原貌,只对原著中有欠允当之处及疏漏等进行必要的修改。为不影响原书内容的准确性,避免因换算等造成的人为错误,对部分以往的药名、病名、医学术语、计量单位、现已淘汰的临床检测项目与方法等,均未改动,保留了原貌。对于原著中犀角、虎骨等现已禁止使用的药品,本次重刊也未予改动,希冀读者在临证时使用相应的代用品。

人民卫生出版社

2011 年 10 月

序

罗元恺教授从事医疗与医学教育五十余年，救死扶伤、教书育人及为中医事业之发展奋斗了大半生，堪称医坛之柱石。

罗教授1980年出版了《罗元恺医著选》，1984年又点注出版了明代张景岳之《妇人规》，一时洛阳纸贵，深受群众之欢迎。现在又将其近几年来已发表及未发表之文章编成一集，名曰《罗元恺论医集》。这些文章都是罗老70岁前后之作，正是他学术修养与临床经验最为成熟时期之心血结晶。本书有发展中医事业之宏论，有教育晚辈博学笃行之法；特别是妇科学方面是罗老之特长，对有关妇科的理论学说深加探讨，对于不孕不育等难治之病的治疗心得与经验详为介绍。最后捧出一束秘方与验方献给读者。

本书是一位名老中医无私的奉献，故乐为之序。

邓铁涛

1987年10月于广州

9

前言

本集是收集罗元恺教授在 1980 年以后国内外发表或未发表的医学论著、医话、笔谈等文章以及他保存的秘方、验方等整理而成。大部分经罗老本人过目或补充修改,故有些内容与以前发表时不尽相同。一些文章在数年前发表过,经修订后内容更为充实。他的文章,均切合临床实际或有一定针对性而发,并非泛泛之谈,故颇受读者欢迎。1980 年在广东科技出版社印行的《罗元恺医著选》及以后出版的《点注妇人规》,虽经重印,仍供不应求。本集可作为《医著选》的续集,是罗老近年来心血之结晶。他虽已年逾古稀,但医疗、教学工作及社会活动仍很繁忙,目前还带有三位硕士、博士研究生。本集的出版,他花费了不少时间进行审阅、修订,由此可见他对工作一丝不苟、对中医事业忠心耿耿的可贵精神。细读本集,除了从中学习罗老的学术思想和临床经验之外,还应发扬他这种对中医事业锲而不舍的精神,为振兴中医事业而努力奋斗。

由于本人水平有限,在本集的整理中倘有错漏,请中医界的前辈、同仁以及广大读者批评指正。

整理者谨志
1987 年 11 月

目录

13

14

罗元恺教授学术思想简介

医学硕士　罗颂平整理

　　罗元恺教授是著名中医专家，出生于 1914 年 10 月。1935 年毕业于广东中医药专门学校，后又毕业于广州大学。曾任广东中医院医师、院长，广东中医药专门学校教师、校长，广东省中医进修学校副校长，广州中医学院妇儿科教研室主任、进修部主任、副院长，现任该院顾问。他从事中医医疗、教育、科研工作 50 多年，擅长内、儿、妇科，近年来专于妇科。对历代医著多所钻研，推崇张景岳，治病重视肾脾精血。1980 年出版有《罗元恺医著选》，1984 年出版《点注妇人规》。1980 年后还发表了医学论著 20 多篇，还有些尚未发表者，现辑为一集，名曰《罗元恺论医集》。兹将其主要学术思想及治学精神简介于下：

一、深究医理，首重阴阳

　　中医学理论体系是在古代自然哲学的基础上结合对人体的观察和医疗实践的经验，逐步形成和发展起来的。它接受了先秦的哲学思想——阴阳学说，并以此阐明人体的解剖、生理和病理现象，理解人与自然的关系，指导诊断、治疗与养生防病，具有朴素的唯物辩证法思想。在现存最早的中医典籍《黄帝内经》中，就有许多阴阳学说的论述。如《素问·阴阳应象大论》说："阴阳者，天地之道也，万物之纲纪，变化之父母，生杀之本始，神明之府也，治病必求其本。"所谓本，就是调理人体的阴阳。所以《素问·宝命全形论》指出："人生有形，不离阴阳。"为什么？《素问·金匮真言论》举例说："夫言人之阴阳，则外为阳，内为阴；言人身之阴阳，则背为阳，腹为阴；言人身之脏腑中阴阳，则脏者为阴，腑者为阳。"阴阳是代表事物对立统一的学说。人体阴阳，需要维持相对地平衡，故《灵枢·行针》篇指出："阴阳和调，则血气淖泽滑利。"《素问·生气通天论》也说："阴平阳秘，精神乃治，阴阳离决，精气乃绝。"阴阳是对立体，但必须和调统一存在于人体中，否则就属不正常。故诊治疾病，主要明了其阴阳变化之机理。《素问·阴阳应象大论》指出："审其阴阳，以别柔刚，阳病治阴，阴病治阳。"阴阳学说贯穿于整部《内经》精神之中，也是中医八纲、八法的中心思想。

罗教授认为阴阳学说是中医学理论体系的核心，它不仅是一种朴素的唯物辩证哲学思想，在其与医学结合之后，有了很大的发展，不仅内容丰富，而且更具有科学的内涵。因此，治中医者不可不深究阴阳学说之理。他对《内经》阴阳学说的论述颇有研究，并博览各家的论著加以探讨。他在《祖国医学的阴阳五行学说》一文中（见《罗元恺医著选》），阐述了阴阳五行学说的渊源、在医学上的运用及其对临床实践的指导意义，批判那种忽视中医基本理论的倾向。他还运用现代科学及自然辩证法的观点分析了阴阳学说的科学性。文中指出："中医的阴阳学说是根据事物的矛盾法则，即对立统一的法则，来说明机体的现象和活动的过程，这并不是不可理解，而是符合事物的发展规律，符合唯物辩证法的基本法则的。"并列举八纲、八法、六经等以强调阴阳学说在整个中医理论体系以及辨证、立法、遣方、用药等各个诊疗环节中的指导作用。他十分欣赏《景岳全书·传忠录·阴阳篇》中"凡诊病施治，必须先审阴阳，乃为医道之纲领，阴阳无谬，治焉有差？医道虽繁，而可以一言以蔽之者曰：阴阳而已"之名言，认为这是对阴阳学说在医学上重要性的概括。

罗教授在临床实践中，也很重视阴阳学说的运用，他常引用"善补阳者，必于阴中求阳，则阳得阴助而生化无穷；善补阴者，必于阳中求阴，则阴得阳生而泉源不竭"（《景岳全书·新方八略·补略》）之言来启迪后学。他临床时制方用药，亦遵照上述原则，总是从调和机体的阴阳入手，并结合每个病的特殊情况来处理，每能取得良效。

二、崇尚景岳，重视肾脾

中医学认为肾是先天之本，元气之根，具有藏精、主水、主骨、生髓、纳气等功能，人体的生长、发育与生殖，直接与肾气的盛衰有关。最早的论述见于《素问·上古天真论》："女子七岁肾气盛，齿更发长；二七而天癸至，任脉通，太冲脉盛，月事以时下，故有子；三七肾气平均，故真牙生而长极；四七筋骨坚，发长极，身体盛壮。……七七任脉虚，太冲脉衰少，天癸竭，地道不通，故形坏而无子也。丈夫八岁肾气实，发长齿更；二八肾气盛，天癸至，精气溢泻，阴阳和，故能有子；……七八……天癸竭，精少，肾气衰，形体皆极……"已明确指出肾气、天癸与生长、发育、生殖的关系。同篇还指出："肾者主水，受五脏六腑之精而藏之，故五脏盛乃能泻。"认为肾不仅藏先天生殖之精，并能藏后天五脏六腑之精，实际上是对全身起到调节平衡与支持的作用。后世许多医家对此加以发挥，张景岳就是其中有代表性的名家。他认为"命门总主乎两肾，而两肾皆属于命门"（《类经附翼·求正录》）。"命门为精血之海，脾胃为水谷之海，均为五脏六腑之本。然命门为元气之根，为水火之宅，五脏之阴气非此不能滋；五脏之阳气非此不能发。……脾胃为灌注之本，得后天之气也；命门为生化之源，得先天之气也，此其中自有本末之先后"（《景岳全

3

书·命门宗义》)。张氏比较重视肾与命门，次及脾胃，在其妇科专著《妇人规》中亦处处体现了这一观点。如谓"调经之要，贵在补脾胃以滋血之源，养肾气以安血之室，知斯二者，则尽善矣"（《妇人规·经脉类·经不调》）。又说："阳邪之至，害必归阴，五脏之伤，穷必及肾。此源流之必然，即治疗之要着"（《景岳全书·妇人规·经脉诸脏病因》）。罗教授对于景岳注重肾脾之观点颇为推崇，对景岳妇科之论述亦甚赞赏，认为其理论性系统性较强，且有独到的见解，比较切合临床实际。因而把《妇人规》二卷逐句加以点注及校正成书出版，凡二十余万言，并在卷首撰有《张景岳的学术思想及其对妇科的观点简介》一文，认为"景岳对于各家的学术观点既吸收其所长，但又不完全苟同，而独树一帜。……在妇科方面立论比较允当，内容亦较切合实际，对于临床应用，足资参考，值得推崇"（见《点注妇人规》）。

肾与天癸、冲任、胞宫关系密切。天癸是肾脏所生化的一种促进生殖功能的微量物质，属于重要之阴液，古称元阴。"天癸者，言天一之阴气耳，气化为水，因名天癸，其在人身，是为元阴，亦曰元气"（见《类经·藏象类·有子无子女尽七七男尽八八》注）。干"癸"属水，天癸即天一生水，此说出自古代哲学"河图"。中医学借用为人身元阴之意。"元阴者，即无形之水，以长以立，天癸是也，强弱系之，故亦曰元精"（《景岳全书·阴阳篇》）。天癸之至与竭，和肾气的盛衰相一致。因此，只有在肾气旺盛的前提下，妇女才能有正常的月经与妊娠。罗教授在《肾气、天癸、冲任的探讨和对妇科的关系》一文中，就提出了肾气-天癸-冲任-胞宫轴的概念，并认为这是妇女性周期调节的核心〔见《上海中医杂志》(1) 1983〕。他对于"女子以肝为先天"一说持有异议，认为肾主生殖，为冲任之本，肾所藏的生殖之精是构成人体的原始物质，故男女皆以肾为先天。他写有《对"女子以肝为先天"一说的商榷》〔见《新中医》(7) 1984] 一文加以评述并阐明自己的观点。但肾、脾、肝对妇女的生理作用是互相协调的，他用下图示意：

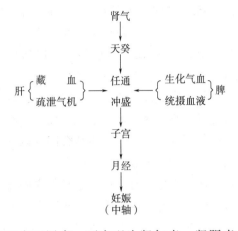

肾脏病以虚证居多，可表现为肾气虚、肾阴虚、肾阳虚或肾阴阳两虚，补肾法是可以用于治疗不少疾病的方法。罗教授在《补肾法的探讨和对一些常见病的运用》、《调补肾阴肾阳对妇科病的作用》（此二篇均见《罗元恺医著选》）及收进本集的《论肾与生殖》等文章中，阐述了肾虚的发病机理以及补肾法在内、儿、妇科的具体应用。因为病机相同，则异病可以同治。就妇科而言，他认为无论何种病因，必须导致冲任损伤，才会出现经、带、胎、产诸疾。而冲任二脉皆起于胞中，胞络又系于肾，故冲任之本在肾，所以调补肾阴肾阳即可达到补益冲任之目的。而补肾法中，又以滋补肾阴较为重要，在处方命药中，要适当佐以温阳之品，以助其阳生阴长之势，使物质与功能均得到长养。因肾为水火之脏，阴阳之宅，元阴元阳必须互相充盛与协调，才能推动机体的正常活动与精力充沛。阴阳是互相依存的，阳化气，阴成形，阴是物质基础，阳是从物质所产生的功能，没有物质作基础，焉有功能？故温补肾阳，亦必须顾及真阴，这是景岳提出的"真阴之治"。在五脏之中，他脏有病，久则可以及肾，而补肾之法，亦可间接调节其他脏腑。如温肾可以扶脾；滋肾足以养肝；补肾可以摄纳肺气；滋水能够上济心火。根据他的临床经验，崩漏往往是肾脾两虚所致，单用补脾以统血之法，虽可收效于一时，但每不能巩固，必须结合补肾以固冲任，才能取得根本的疗效。

对于肾虚的辨证，罗教授颇重望诊，以形体、神气、面色、唇舌色等作为诊断的重要依据。如精神萎靡、面色苍白晦黯、眼眶黑、面颊部有成片的或散在的黯黑斑、舌质淡嫩或淡黯者，多属肾气虚或肾阳虚；形体消瘦、面颊潮红、舌红少苔或无苔者，多属肾阴虚。此外，当要结合四诊以互相参考。肾阳虚则阴寒内盛，经脉失于温养，不能上荣于面，故呈现足少阴肾经之本色，面色晦黯或有黑斑，是肾阳虚的外候。这种征象，与现代医学所说的肾上腺皮质功能低下的表现相一致。

肾主先天，为生长发育、生殖之本，但肾脏所藏之精气，也要得到营养物质的充养才能保持旺盛。而脾为后天之本，主受纳运化水谷之精微而生化气血。冲任二经亦赖脾胃以充养。因此，补肾须兼顾健脾，使血气旺盛和调，精髓充足，则身体强壮。罗教授除注重调补肾阴阳之外，强调先后天并重的原则，在补肾方中常辅以健脾益气之品，以达到调理肾脾、滋养冲任之目的。如崩漏一病，他认为肾虚往往是主要病机，且以肾阴不足较为多见，其中可兼有肝阳偏亢、心火亢盛或脾虚失摄等，治法上应以补虚为主，他创制的"二稔汤"（岗稔、地稔根、续断、制首乌、党参、白术、熟地、炙甘草、桑寄生、赤石脂、棕榈炭）和"补肾调经汤"（熟地、菟丝子、续断、党参、炙甘草、白术、制首乌、枸杞子、金樱子、桑寄生、鹿角霜、黄精）即根据崩漏不同阶段的证候特点，采用调理肾脾、补气摄血之法。在出血较多时重用岗稔、地稔的根或果及赤石脂、棕榈炭止血摄血以塞流；桑寄生、续断以补肾；党参、白术等健脾补气。出血缓解后则重用菟丝子、续断、熟地、山萸肉滋肝肾以澄源；继用参、芪、术、草健脾益气，首乌、岗稔、阿胶以涩血养血。止血后则在上方基础上稍微加减，如加入鹿角霜、金樱子、枸杞子等加强补肾养血，使肾气充盛，血气和调，冲任得固，以恢复正常月经周期。此法在临床上疗效颇佳，他曾撰有《功能性子宫出血的临床体会》（见《罗元恺医著选》）和《崩漏证治》的专题笔谈〔见《中医杂志》（6）1985〕，介绍了这方面的经验。

　　闭经一病，以虚中夹实者较多，罗教授往往从补肾入手，先补后导，结合月经周期中阴阳气血的变化节律及按《内经》"月生无泻，月满无补"的原则因时、因势进行调治，他写有《闭经的调治》（见本书）一文扼要地加以阐述。不孕证有虚有实，虚者多为肾虚而不排卵或排卵不正常；实者则由于瘀滞之堵塞胞络。虚者以补肾为主，创制有"促排卵汤"；实者宜行气活血去瘀，主张选用《医林改错》的少腹逐瘀汤化裁，他写有《不孕不育症的临床体会》及《论肾与生殖》（此二篇均见本书）等加以阐述。

　　胎漏、胎动不安和滑胎亦为妇产科常见疾病，世人每执"黄芩、白术乃安胎圣药"一说，以此二味为安胎必用之品。罗教授从妊娠的机理和病理加以分析，结合其临床经验及古代各家的论述，对此说提出异议，认为此说不符合中医辨证用药的规律，他在《漫谈"黄芩白术乃安胎圣药"之说》（见《罗元恺医著选》）一文中评议了此说的片面性。根据肾以载胎、血以养胎之理，认为胎动不安及滑胎，主要由于肾脾亏损、冲任不固，治法应以固肾补气摄血安胎为主，宜随证随人加以调治，不应不问原因及辨证而妄用芩、术，如无热象者更不能妄用黄芩。他认为菟丝子是固肾安胎之首选药物，它补而不燥，滋而不腻，是补益肝肾的理想之品，既能安胎而又能去面部黑斑，故临证时每以菟丝子作为安胎之主药而加以重用。他撰有《先兆流产和习惯性流产的中医疗法》（见《罗元恺医著选》），介绍了这方面的经验。他创制的新方"补肾固冲丸"经20多

7

年的临床实践，证实它对防治流产具有良效。1982年他进一步改进处方，与药厂研制成小丸，命名为"滋肾育胎丸"，经药理实验，有显著的促进卵巢黄体形成和子宫内膜分泌的作用，并能改善卵巢、子宫血液供应，在临床试用，安胎有效率达94.35％，并对男女肾虚不育亦有一定效果〔见《新中医》（3）1983〕。又对肾脾虚衰而致体质羸弱者，效果亦好，该丸荣获卫生部科技成果乙等奖。

罗教授运用调补肾脾法治疗绝经前后诸症（西医称为更年期综合征）、带下病等，疗效良好，最近他撰写了《脾胃学说在妇科临床上的应用》，提出了调理脾胃的几种治法：①补脾摄血法；②升举脾阳法；③健脾燥湿法；④理脾和胃法；⑤温补脾肾法；⑥补益心脾法；⑦舒肝实脾法等。

三、妇科多瘀，常需活血

罗教授虽擅长于调补肾脾，但并非全偏温补，而是根据辨证而施治的。若妇人有离经之血蓄积于胞宫或少腹，可成瘀血，亦可因气滞、气虚、寒凝、热灼等原因而致瘀。妇产科虽以虚证较多，但血瘀证亦不少。瘀为有形之邪，足以阻碍气血之畅通，临床上往往出现疼痛、出血、发热、肿块等，病种如痛经、闭经、崩漏、产后腹痛、恶露不绝、癥瘕等。《素问·调经论》说："血气不和，百病乃变化而生。"瘀，是气血不和之一。凡属血瘀之证，皆当治以活血化瘀法，使血液不致浓、粘、凝、聚，恢复其活动流畅，以达到止痛、止血、散结、通经之目的。罗教授曾撰有《活血化瘀法对妇产科的疗效》一文（见《罗元恺医著选》），以阐明其机理和临床上的体会。痛经是最常见的妇科病，其主要原因在于瘀血的凝滞，他写有《论痛经的证治》（见本书）的专题笔谈，扼要地加以阐述，并创制有"田七痛经散"经验方，立方以活血通脉、化瘀、散寒为

8

主，经临床用于 251 例患者，有效率达 89.2%，并经动物实验证实有较强的解痉镇痛效应［见《新中医》（1）1985］，已与药厂合作制成"田七痛经胶囊"，通过鉴定投产，颇受患者欢迎。对于属癥瘕范围的子宫肌瘤，罗教授亦认为与气滞瘀阻有关，采用行气活血化瘀散结法治疗，创制有"橘荔散结丸"，经临床验证，具有较好的疗效。

《 四、温热病证，务当保津 》

罗教授早年从医时，因受其父棣华公的影响，对温热病颇有钻研。广东地处亚热带，素多热病，时有瘟疫流行，他在医校毕业后留在广东中医院工作时，接诊此类病例较多，积累了不少经验。温热病传变迅速，易伤阴津，若治不及时，或稍有贻误，可致津枯液竭，危及生命，为流行传染病的危重证候。

罗教授崇尚叶天士的《外感温热篇》和吴鞠通的《温病条辨》，认为温病最喜伤阴，而阴津是人体正气的物质基础，具有营养和润泽脏腑及四肢八骸的作用。因此，无论在温热病哪一阶段，都必须时时注意保津养阴，以防津亏液竭，耗损真阴而变生不测。他在《温病保津养阴的重要意义》（见《罗元恺医著选》）一文中详述了温热病中护阴的意义和方法，归纳为间接护阴、直接护阴和综合护阴等。初期多采取间接护阴法，即清热解表或急下存阴，于辛凉解表或泻下结热中寓有护阴之意；中期阴津已受到一定的耗损，当用直接护阴法，主要是用甘凉药，即叶天士所谓"甘守津还"之意。上、中焦阴津耗损者，用甘润或甘寒之品以养阴，如生脉散、增液汤等是矣；下焦肝肾阴精耗伤者，则用甘咸滋润或酸甘化阴以救阴，如三甲复脉汤，大、小定风珠等是也。此时已着眼于直接增益津血阴精了。如阴分已伤而邪热尚盛者，则须用综合养阴法，即清热与养阴并重，如增液承气汤是也。三种方法如运用得宜，可防止体液丧失，并通过机体的调节功能以维持电解质的平衡，从而可避免胃肠外输液。因此，保津养阴法在治疗温热病方面具有积极的意义。

1967年春季，广州地区发生流行性脑脊髓膜炎，疫情严重，流行甚广。当时罗教授参加了广州中医学院附属医院特设的流脑病区医疗工作，他根据温病学的理论，详细分析了患者的证候，认为该病具有迅发高热、头痛、项强、呕吐、倦怠，甚则神昏、斑疹隐隐等特点，同时有舌红、苔黄或黄腻等表现，是属于瘟疫病之热伏证，乃与医生们共商采用清瘟败毒饮加减，取清热解毒、佐以护阴之法，治疗500多病例，只有少数辅以静脉补液和西药，大多数不用输液，而通过频频少量口服中药而治愈，死亡仅2例，取得了较高的疗效，发挥了中医药治疗急性传染病的作用。

五、治学严谨，由博而专

10

罗教授对治学的方法，提出博学笃行、业精于专。他对于学习中医，主张先理论、后方药，进而内、外、妇、儿各科，内科是基础。在临床科目中，必须结合实践。在实践中锻炼，从感性认识到理性认识，并要多次反复，认识才能深刻。他推崇孔子所说的"博学之，审问之，慎思之，明辨之，笃行之"的名言，认为这是学习的程序。他解释说："博学之中，必须经过自己的独立思考、消化、筛选、实践，并坚持不懈。学医除掌握其系统理论外，尤贵实践"[见《山东中医杂志》（4）1983]。医学要分科是为了专，但一种病往往不是孤立的，既可以互相牵连，又可以互相类似，故医学知识应该广博，但广博之中又要精专，才能深入钻研，这是科学发展的趋势。又医学与其他学科也有联系，如与气象、地理、历史、文学、物理、化学和新的边缘科学等等，都有不同程度的关系，故作为一个医学名家，学识应该广博，否则不可能有较大的发展。他说："学医之道，既要博学以增广知识，也要多思以悟出其规律性，更要多做以总结成果"（同上）。他是这样提出的，自己也是这样做的。

《结　语》

罗老于1977年在中医界中首先被评为教授。他著述不少。1960—1964年主编全国中医高等院校《中医儿科学讲义》第一、二版，1970年参加编写《中医学新编》，1974年参加编写第三版全国中医学院《妇产科学》教材。1980年出版《罗元恺医著选》，1982年参加编写《医学百科全书·中医妇科》分册，1984年出版了《点注妇人规》，1986年主编了全国中医院校《中医妇科学》第五版教材，并主编《高等中医院校教学参考丛书·中医妇科学》。1962年及1978年被授予广东省名老中医的称号。1985年在广东省振兴中医大会上由广东省政府授予"从事中医工作五十年荣誉证"。他被选为中华全国中医学会第一届理事会理事及广东省中医学会副理事长；中华全国中医妇科委员会副主任委员；卫生部高等中医药院校教材编审委员会委员；国务院学位委员会第一届学科评议组成员；是我国第一批被批准带中医妇科博士研究生的导师。罗老在我国中医学术界是较有威望和成就的，其学术思想和临床经验是值得我们加以整理和学习的。

11

博学笃行，业精于专

一、学医的历程

先父是晚清的儒生，以儒通医，常与友人之精于医者切磋琢磨，研究医理，讨论病证。除《内》、《难》、《伤寒》、《金匮》外，对吴鞠通的《温病条辨》钻研较深，精于内、妇、儿科。我在父亲熏陶之下，亦立志学医。古人谓"不为良相，当作良医"，从政与为医，同样是为了解除人民之疾苦。

当时广州已有中医学校之设立，为了更好地学习岐黄之术，我于1930年考入广东中医药专门学校学习。该校为五年全日制，系由广州、香港中医药界共同创办，校舍宽敞，设备完善，师资充沛，制度严谨，具有良好的学习环境与条件。学习除理解中医发展的过程和一般的基本理论外，主要是背诵《内经》主要条文、方药、《伤寒论》、《金匮要略》、温病等典籍，为中医学打下了牢固的基础。然后进而学习内、外、妇、儿各科。在学习中我觉得与同学互相问难、讨论研究、启发思路，收益最大。我们在班里联系了10位志同道合的同学，组成一个医学研究会，每周假日开研究会一次，提出问题共同讨论，或各自选题写成文章以便大家参考研究，通过这种形式，以推动学习，并以此锻炼写作能力，收效良好。学习总得自己花点精力去追求，才会有所收获的。

《二、实践中磨炼》

五年毕业后,我被留在学校的附属广东中医院任医生。该院除门诊外,并有住院病人。该院也是当时设备较好的中医院,全部用中医中药治疗。住院的病人,均属急重病者及顽残之疾,其中,高热持续不退、神志昏迷者,或大量吐血、喘促危急者,或偏枯瘫痪、活动不能者,或骨折创伤、疼痛溢血者,等等,不一而足。由于有机会接触及处理这些危重病人,对一个年轻医生是很好的锻炼机会。在 20 世纪 30 年代的旧中国,固然没有公费医疗,如非急重病也不习惯于住院,而中医院却是来者不拒,在这样的工作环境中,在有经验的长辈指导下,不仅锻炼了胆识,更重要的是提高了医疗技术,同时也迫使自己去查阅典籍,请教古人,对一些民间验方,也得取来验证。"礼失而求诸野",中医不少宝贵的经验,往往散落在民间,故不少民间疗法,是具有一定效果的。毕业后的几年时间,在接诊病人的过程中,我是在长辈的带领下,不断钻研典籍,向他人学习来锻炼自己、提高自己的。

《三、博学笃行》

医学是一门自然科学,也是实践的科学。但它不是孤立的,而是有横向联系的。故医生除对本专业的书志要熟读和博览外,对于其他学科如哲学、文学、历史、天文、地理、化学、物理、心理学等等,都应有所了解,具备一定的知识。我从青年时代起,对哲学、文史、天文、地理等也颇感兴趣,故均有所涉猎,虽然谈不上有什么成就,但却得到一定的启发。我在医史人物中比较钦佩张景岳,这不单纯是学术观点问题,而是由于他的学识广博,在著述中理论纵横,头头是道,这不能不归功于他的多方面学识。今天有许多"边缘科学"出现，也是由横向科学之间产生出来的。

医学是一门实践性很强的科学。"熟读王叔和，不如临证多"，有理论而无实践，这是无本之木，无源之水，这种理论将是空泛的。有实践而无理论，这种实践是不能推广和提高的。孔子说："博学之，审问之，慎思之，明辨之，笃行之。"这是指整个学习过程中的各个环节。医学也是这样，博学之后，应该经过不断的思考、研究，以明辨是非，最终立足于实践。不断的实践，实践出真知。但实践应该有理论作指导，避免盲目实践而多走弯路。医学的进程，应该本着"实践、认识，再实践，再认识，循环往复，以至于无穷"螺旋式上升的规律，才会有较高的成就。数十年来，我虽然有较长一段时间从事医学教育行政工作，但我从未离开过临证实践。中医离开了实践是不能发展的。医生必须要学到老、做到老。

四、由博返约

做学问应该是宝塔式的，基础要广阔，但最后要有所精专。医学既然与各个学科有横向的联系，本身的各个科目之间亦有联系，故首先要求学识广博。但一个人精力有限，而学问却无穷。为学之道，必须由博返约，才能精专而深入。就医学范畴来说，有基础科目，也有临床科目。就临床科目而言，则有内、外、妇、儿、五官、皮肤、骨伤等科，不可能各科都精。当然，内科是临床各科的基础，有了基础知识和各科的一般知识之后，最终只能致力于某一科而作精深的研究。我毕业后的几年是以内科为主的，我开始教学的时候，是讲授《金匮要略》。然后转而着重儿科，包括临床和讲授、编写儿科教程。最后又因工作需要和个人兴趣的关系而转向妇科，从临床、教学到编写教材均集中于妇科了。经过20多年的专业钻研，渐

14

渐有了较多的体会。我现在虽不敢说已精专于妇科，但已经历了这个由博返约的过程。在专业之中，我认为教学与临床是相互促进的。有些人以为教学是输出，故不乐意做教学工作，以为临床才能得到技术上的提高，便一味热衷于临床。其实，教与学是相长的。教师在教学过程中可提高本身的专业理论，俾能有系统地指导临床，既是输出，也有收入。对一个临床医生来说，教学也是一种锻炼和学习。

对一门学问要专下去，不是简单的事情。"学海无涯"，一种学问，就算花了一生的精力，也未必能全面地洞察精微。若只有广度而无一定的深度，则有如一叶扁舟，浮泛于汪洋大海之中，是难于到达彼岸的。

医学上的专，除专科临床实践之外，更应动笔总结经验，掌握其规律，以便更好地指导今后的临床实践。因为在总结的过程中，除了整理客观资料之外，还要经过思考才能找出其规律性。古人说："学而不思则罔，思而不学则殆。"有了实践而不加以思考总结，便会茫无定见，那就不能进一步深入下去而有所成就。由博返约之后，还要在专业上不断下工夫，学习、实践、总结，再学习、再实践、再总结，不断深入，这是做学问应有的进程。

15

辨证论治的理论根据和临床运用

一、辨证的机理

辨证，是中医通过望、闻、问、切等一系列的诊视手段，以观察病情，分析病机，作出判断的一种诊病方法。它主要根据人是一个有机的整体，表里内外互相联系，凡机体有所变化，则"有诸内必形诸外"，而且有一定的规律性，因而可以从外测内。它除了以整体观为依据外，并尽可能要求病者与医者紧密配合，患者应将自己的感觉和发病的经过，毫无保留地向医者详述，以便医者掌握各方面的资料来综合分析，作出正确的诊断。《灵枢·外揣》篇云："夫日月之明，不失其影，水镜之察，不失其形，鼓响之应，不后其声，动摇则应和，尽得其情。黄帝曰：窘乎哉昭昭之明不可蔽，其不可蔽不失阴阳也。合而察之，切而验之，见而得之，若清水明镜之不失其形也。五音不彰，五色不明，五脏波荡，若是则内外相袭，若鼓之应桴，响之应声，影之似形。故远者司外揣内，近者司内揣外，是谓阴阳之极，天地之盖。"人的形体中，脏腑、血气、经络、皮肉、筋骨都是紧密联系而有一定规律的。生理上的互相影响固然有它一定的规律，病理上的客观表现也是有规律可循的。医者如能细致地掌握两方面的规律，互相比较，则可以洞察人体的健康与病变。故《灵枢·邪气脏腑病形》篇说："夫色脉与尺（注：指尺肤）之相应也，如桴鼓影响之相应也，不得相失也，此亦本末根叶之出候也，故根死则叶枯矣，色脉形肉，不得相失也。"这充分说明了中医从外测内的辨证方法之机理。

《 二、辨证的方法 》

辨证的方法可分为脏腑辨证、六经辨证、卫气营血辨证、三焦辨证等。这几种方法，可以互相补充。从机体的组织来说，要诊别病变在于何脏何腑，但因脏腑是与经络相联系的，故也可以从经络辨证，即六经辨证。脏腑化生气血，气血既是物质，又是功能，若从气血的功能与物质的抗御能力与耗损情况来说，则可从卫气营血来辨证。人体之躯体及脏腑，可区分为上焦、中焦和下焦三个区域以别邪气之浅深，故亦可以从三焦辨证。最后可综合为寒、热、虚、实、表、里、阴、阳的八纲辨证。这些辨证方法，只是从不同的角度、不同的侧面来观察病情的变化，结合起来可以互相补充，则更为全面和完善。各种辨证方法的出现，体现了中医理论的发展。故几种方法是可并行而不悖的，没有争辩只用哪种方法的必要，更不应是此而非彼，以致削弱我们识别疾病的能力。例如一个感冒发热咳嗽的初期，从脏腑辨证可认为肺经受邪，从六经辨证可认为是太阳病，从卫气营血辨证可认为卫分受病，从三焦辨证可以认为是上焦病变。但由于各人体质不同，发病的节令不同，所处的地域不同，起病的诱因不同，病症的表现也可因人、因时、因地而异。故需要通过望、问、闻、切，以区别病性的寒热虚实、邪正斗争的状况和病情的进退等等，通过综合分析，概括地归纳为寒热虚实表里阴阳。这样对证候的辨别，会更为准确而详尽，对处方用药的考虑和选择更为有利。

《 三、论治的规律 》

论治，是定出一种治疗的方案。它是以辨证为依据的。辨证明确之后，便应定出有针对性的、有步骤的治疗方案，包括药物或其他疗法等。从原则上来说，则为"热者寒之，寒者热之，虚者补之，实者泻之"。但寒热之中，又要区分脏腑经络表里上下；虚证则要分清脏腑气血阴阳；实证又要区别邪气之寒、热、痰、湿、郁、瘀等性质及其壅结的部位。但疾病是复杂的、变化不定的。以虚实寒热为例，则虚中有实、实中有虚、先实后虚、先虚后实、表虚里实、表实里虚、上热下寒、上寒下热、真寒假热、真热假寒、表寒里热、表热里寒等均可参差出现。以脏腑病变为例，可肺心同病、肺肾同病、心肾不交、肝木乘脾、脾肾阳虚、肝肾阴虚等等，不一而足。这些固然要求辨证清楚，而治法上更要细致考虑，分别先后主次缓急，详加研究，故曰论治。论者，即要从多方面推敲讨论作出判断，定出治疗方案，并且选用恰当的方药，不能"相对斯须，便处方药"。《景岳全书·传忠录·论治篇》指出："凡诊病者，必须先探病本，然后用药，若见有未的，宁为少待，再加详察。"说明定出治法是需要经过深入而慎重考虑的，若辨证未确，则不宜随便用药，否则不仅不能取得预期效果，有时反而误治，加重病情或变生他证。

18

中医治病，除根据上述大法之外，还有"同病异治"和"异病同治"两种方法以互相配合。《素问·异法方宜论》说："医之治病也，一病而治各不同，皆愈。……故圣人杂合以治，各得其所宜，故治所以异而病皆愈者，得病之情，知治之大体也。"又《素问·病能论》说："夫痈气之息者，宜以针开除去之；夫气盛血聚者，宜石而泻之，此所谓同病异治也。"《内经》虽未有异病同治之辞，但仲景却有异病同治之例，如《金匮要略》用肾气丸治疗"妇人转胞不得溺"；又用之以治"男子消渴，小便反多，以饮一斗，小便亦一斗"。同一肾气丸，用治两种症状相反的病，这是异病同治的例证。因为肾气不充的病机，可以出现小便不利或小便反多，以肾气丸温补肾气，对准病机，则小便自可正常。中医临床上这些例子是很多的。

对疾病采取什么治疗方法与药物，是根据中医的理和法决定的。是故同一病机，可以表现为不同的证候，故可用同一治法甚或同一方药而收效，主要从其病理上加以解决，而不是头痛医头，脚痛医脚。但同一种疾病，由于体质不同，疾病的阶段各异，则病机与证候亦可不一样，如病邪先在表而后入里，先热后寒，先实后虚等等，这是临床上所常见的，因而治法也应随之变异。虽属同一种病，却不是一成不变，医者决不能刻舟求剑，以一种方药一竿到底地处理某一种疾病。

四、治病求本

医学的目的主要是保障人体的健康，排除疾病的干扰，使病理状态恢复为正常的生理常态。致病因素与身体的抵抗能力，是时刻处于对立之中的。在未发病之前，正气能够抗御病邪则无病。若正不胜邪则病作，所谓"两虚相得，乃客其形"；"邪之所凑，其气必虚"。发病以后，亦是正邪斗争的过程及其反映。在两种势力的较量中，病邪占优势者，则病进，病情渐趋深入严重；正气占优势者，则病退，病情便日趋减轻而向愈。医者治病之法，概括地来说，不外乎祛邪与扶正。究竟以祛邪为主还是以扶正为主，这就要在论治时审度邪正双方力量，加以妥善处理。一般来说，正未虚而邪盛者，应以祛邪为主；正已虚而邪也不盛者，则以扶正为主而适当地佐以祛邪。正邪的关系，彼消则此长，彼长则此消。祛邪为了扶正，所谓邪去则正安也；扶正亦所以祛邪，所谓正胜邪则病退也。主次先后，在乎医者认识明确，掌握分寸，灵活运用。方法与方药之选择，也就是医者对付疾病的战略战术的抉择。

临床上对疾病的处理，按照理、法、方、药的程序，即根据辨证的机理，定出治疗大法，然后选方用药，这是决战的阶段。效果如何，则可检验理法方药是否恰当。至于用药则贵乎

19

精专，要有主攻方向，组方应分君臣佐使。君药是主攻，其他则为辅佐药物，处方切勿繁杂，否则互相牵制，效果反而不好。正如《景岳全书·传忠录·论治篇》指出："故凡治病之道，必确知为寒，则竟散其寒，确知为热，则竟清其热，一拔其本，诸证尽除矣。……施治之要，必须精一不杂，斯为至善。"疾病虽然会比较复杂，但必有主次之分，故用药治疗，亦应有主次，主证解决，余证亦可随之消除。此即《内经》所谓"治病必求其本"之意。

结　语

中医的辨证论治，经过几千年的经验积累，已经形成了一套完整的体系，问题在于如何加以继承。要全面掌握，并应有所发展。特别在辨证时须要洞察秋毫，见微知著，识别真伪，认清本质与现象，了解邪正的形势，作出正确的诊断，然后定出治疗的对策，认真选方命药，通过药物或针灸、导引，调动人体的功能，达到祛邪或扶正之目的，从而治愈疾病。

当然，作为一门学科，应该随着时代的进展而不断有所前进。例如在辨证方法上如何利用现代的科学方法使之形象化、规范化，譬如脉象、舌象、苔色等若用图像与颜色显示则更为具体，或者结合现代的实验方法加以验证，建立寒热虚实的定性、定量化指标等，都是值得我们加以研究和探讨的。

肾气、天癸、冲任的探讨和对妇科的关系

中医学有完整的理论体系以指导临床诊疗。各个专科又结合其本身的特点而有专业的理论。妇科是一门专科，妇女在生理、病理上都有其特点，其中最主要者则为月经与妊娠，而与之关系最密切者是肾气、天癸、冲任的盛衰，它们对妇女的生长发育、生殖及衰老有直接的作用。我们应深入加以探讨，了解其相互关系，掌握其机括，才能洞悉本源，治病求本，以取得良好之疗效。

一、肾气、天癸、冲任的含义和作用

《素问·上古天真论》指出："女子七岁肾气盛，齿更发长；二七而天癸至，任脉通，太冲脉盛，月事以时下，故有子。……七七任脉虚，太冲脉衰少，天癸竭，地道不通，故形坏而无子也。"这明确指出妇女的主要生理特点是月经与妊娠，两者均与肾气、天癸、冲脉、任脉有直接关系。先天之肾气得到后天水谷精气的滋养，从 7 岁以后逐渐旺盛，到 14 岁左右便初步充实，促使天癸这种物质出现，从而导致任脉通、太冲脉盛，彼此协调，则有月经按期来潮，这标志着青春期的到来，初步具有生殖能力。及至 49 岁左右，任脉开始虚弱，太冲脉逐渐衰少，天癸这种物质也渐次涸竭，性功能减退，月经便停止不再来潮，生殖器也会渐次萎缩，因而没有生殖能力。为了整理中医学理论，对于肾气、天癸、冲脉、任脉的内容含

义，有深入探讨的必要。

肾气　概言肾之功能作用。中医所言之肾，包括了泌尿系统、生殖系统及与性周期有关的神经体液在内。肾与膀胱相为表里，肾者主水，这是言肾与体液代谢的关系。肾主水不仅单指泌尿，而是一身之体液均归其所主。所以李念莪在《内经知要》注释说："肾水主五液，五气所化之液，悉归于肾。"五液，是概括脏腑组织之体液，均归肾所主。肾藏精，既受五脏六腑之精以藏之，更主要是藏生殖之精，故曰肾主生殖。《难经·三十五难》曰："谓肾有两脏也，其左为肾，右为命门。命门者，精神之所舍也，男子以藏精，女子以系胞，其气与肾通。"肾为作强之官，伎巧出焉。肾主骨髓，脑为髓海，可见大脑中枢神经系统的部分功能亦归属于肾，故中医认为肾在人体中占有重要的位置，而且是"元气之所系"。赵献可在《医贯·内经十二官论》中谓："五脏之真，惟肾为根。"又说："命门无形之火，在两肾有形之中。……命门为十二经之主，肾无此，则无以作强，而伎巧不出矣；膀胱无此，则三焦之气不化，而水道不行矣；脾胃无此，则不能蒸腐水谷，而五味不出矣；肝胆无此，则将军无决断而谋虑不出矣；大小肠无此，则变化不行，而二便闭矣；心无此，则神明昏，而万事不能应矣。正所谓主不明则十二官危也。"命门是肾的主要功能之一，可见肾命在机体中起着重要的作用。《景岳全书·传忠录·命门余义》概括地说："命门为精血之海……为元气之根……五脏之阴气，非此不能滋，五脏之阳气，非此不能发。"肾命对人身各脏腑和整体的健康具有维持作用，它在体内脏腑之中独处于关键性的位置，不仅限于泌尿与生殖的范围。命门是什么？这是不少医学家研究的内容。李梃《医学入门》谓命门是在"人两肾之间，白膜之内，一点动气，大如箸头"。后来一些医著径称之为"肾间动气"。现代有些医学家认为肾与命门是包括西医所言之下丘脑、垂体、肾上腺等功能在内，而着重于肾上腺的功能作用。

　　天癸　天癸是男女到达青春发育期产生的一种与性功能和生殖有关的微量物质。这种物质在女子则促使任脉通、太冲脉盛从而导致月经来潮；在男子则促使产生精子而可以排精。阴阳和合，则可以有子。到了老年期，天癸这种物质便逐渐衰退，女子则因而绝经，男子则精液减少，从而缺乏生殖能力。天癸究竟是什么？马玄台解释说："天癸者，阴精也。盖肾属水，癸亦属水，由先天之气蓄极而生，故谓阴精为天癸也。"认为天癸是属于水液一类的物质，是人体的阴精。《景岳全书·传忠录·阴阳篇》则说："元阴者，即无形之水，以长以立，天癸是也，强弱系之，故亦曰元精。"综上二说，可以认定天癸是肉眼看不见而在体内客观存在的一种物质，其作用关系到人体的生长发育、体质的强弱和生殖能力的有无。因此，天癸相当于垂体、卵巢或睾丸的性内分泌素。

　　冲任二脉　冲脉、任脉均属奇经八脉。经脉有运行血气、联络脏腑、沟通上下、调节阴阳、联系机体各部的作用。《灵枢·本脏》说："经脉者，所以行血气而营阴阳，濡筋骨，利关节者也。"冲脉、任脉与生殖有极其密切的关系。《灵枢·五音五味》说："冲脉、任脉皆起于胞中，上循背里，为经络之海。"二脉皆起源于胞中，故与生殖系统有直接的联系。更具体地说，"冲脉起于气街（曲骨旁开二寸，亦称气冲），并少阴之经，侠脐上行"；"任脉起于中极之下，以上毛际，循腹里，上关元"（均见于《素问·骨空论》）。王冰注释说："冲为血海，任主胞胎。"依上所述，从二脉所经的位置及其各自的作用，则冲脉与女子的卵巢，任脉与女子的胞宫有直接的联系，二脉的盛衰，直接影响月经和妊娠。薛立斋指出："夫经水，阴血也，属冲任二脉，上为乳汁，下为月水。"冲任二脉与生殖有关的另一佐证，为男子若冲任不盛，则睾丸阳具发育不全。《灵枢·五音五味》指出："宦者去其宗筋，伤其冲脉。……其有天宦者……其冲任不盛，宗筋不成。"男子去其外肾，认为是伤其冲脉；先天缺陷之天宦，睾丸阳具发育不良，认为是冲任不盛之故，可见冲任对于男子是直接联系到睾丸阳具的。以此推之，则在女子关系到子宫与卵巢可无疑义。由于古代有人工去势的宦官，故《内经》以此举例而说明冲任之作用而已。

根据《内经》和历代的理论，可以认为：肾气→天癸→冲任→子宫是直接联系并互相协调以调节妇女性周期的一个轴。

二、肾气、天癸、冲任与妇科的关系

妇女的生长发育和衰老，可用下列简式加以概括：

肾气盛→天癸至→任通→冲盛→月经→妊娠

肾气衰→任虚→冲少→天癸竭→闭经或绝经→不育

肾气→天癸→冲任→子宫构成一个轴，成为妇女性周期调节的核心。西医学则认为下丘脑—垂体—卵巢—子宫是女性性周期的一个轴，构成性周期的核心。中西医的理论，虽然名词不同，也不宜简单地画等号，但可以互相渗透来理解。

妇女主要的生理特点为月经与妊娠，二者均为胞宫所主，亦与冲任二脉有直接的联系。徐灵胎在《医学源流论》指出："冲任二脉皆起于胞中，为经络之海，此皆血之所从生，而胎之所由系，明于冲任之故，则本源洞悉，而后所生之病，千条万绪，可以知其所起。"又说："经带之病，全属冲任"（见叶天士《临证指南医案》评注）。冲任、胞宫是妇科病之靶子，不论脏腑血气的异常或病变，其结果必然导致冲任失调，或直接损伤冲任，才会出现经、带、胎、产诸病，这是妇科病机的主要特点。冲任又可以通过其本身所联系的这个轴，反过来影响天癸、肾气及肾所主之骨髓、脑海而形成反馈作用。故曰：冲任之本在肾。总之，妇女生理、病理的特点，都是这个轴各

24

个环节互相影响的结果。

《 三、调补肾阴阳以体现补益冲任 》

各科疾病都会有脏腑功能失常或血气失调之病机,若进一步影响到冲任受损,便会出现经、带、胎、产诸病,这是妇科与其他科在病机上的主要不同点。《素问·骨空论》谓:"任脉为病……女子带下瘕聚。……冲脉为病,气逆里急。"这里的带下,应作广义解,即经带等妇科病,与扁鹊过邯郸为带下医之义同。气逆,指冲气上逆,包括妊娠恶阻呕吐、奔豚气等。里急,泛指下腹拘急疼痛,包括盆腔疾患的疼痛及妇科急腹症等。此外,冲任不固,可出现崩漏、带下滑脱、胎漏、胎动不安、滑胎、半产、阴挺等。冲任亏损,可出现月经不调、月经过少、闭经、痛经、不孕等。冲气上逆可出现恶阻、经行吐衄、经行乳房胀痛、乳衄、子晕、子悬、子嗽等。《校注妇人良方·众疾门》引《博济方》论云:"凡妇人三十六种病,皆由冲任劳损而致,盖冲任之脉为十二经之会海,其病皆见于少阴、太阴之经,当于此候之。"历代医家无不重视冲任之调摄。清代名医叶天士对妇科病特别重视奇经。《临证指南医案》中有"血海者,即冲脉也,男子藏精,女子系胞。不孕、经不调,冲脉病也";"冲任二脉损伤,经漏经年不痊";"产后淋带,都是冲任奇经内怯";"产褥频多,冲任脉虚"等按语。治法多用补冲任、镇固奇经等。叶氏认为"八脉隶乎肝肾",因"肝肾内损,延及冲任奇脉"。立法主张"温养肝肾"、"或以血肉充养,取其通补奇经"。用药多选鹿角胶、鹿角霜、当归、杞子、沙苑子、杜仲、川芎、龟板、柏子仁、鹿茸、茯苓、菟丝子、地黄、人参、桑螵蛸、阿胶、紫石英等补肾养肝之品配伍成方,这是叶氏的经验。徐灵胎则认为"治冲任之法,全在养血,故古人立方无不以血药为主"。古人有认为四物汤是通

25

补冲任之剂；龟鹿二仙膏（鹿角、龟板、枸杞、人参）为补养任督之方；余如左归丸（熟地、山萸肉、鹿角胶、龟板胶、菟丝子、牛膝、枸杞子、淮山药）、斑龙丸（鹿角胶、鹿角霜、菟丝子、熟地、柏子仁）都属滋肾而补益冲任之剂。总之，固补冲任奇经，均从补益肝肾和养血来体现，此即叶氏所以谓八脉隶属肝肾之意。

根据药理研究提示，补肾药能调整垂体和肾上腺的功能，并能使紊乱之神经、体液调节功能趋于正常。从临床疗效来看，滋养肝肾每能起到补益冲任从而调整内分泌以达到调经、助孕、安胎等广泛之目的，这是中医异病同治之法。由此可证，肾气、天癸、冲任是密切联系并彼此协调的一个轴，肾气是这个轴的核心。在辨证施治时，如能掌握调补肾阴肾阳之法，并结合具体病情灵活运用，是可以解决很多妇科疾病的。

四、运用补肾法治疗几种妇科常见病的经验

肾阴肾阳对妇女月经和妊娠的关系已如上述。兹摘录闭经、崩漏、习惯性流产、继发性不孕等典型病例如下：

病例一：闭经

黄某某，28岁，已婚。

证候：继发性闭经两年多，无特殊诱因，闭经后常感头晕、耳鸣、腰膝酸软、神疲倦怠、心悸、夜睡欠佳、夜尿多、性欲下降，阴道干涩，分泌物极少，面色晦黯无华，眼眶黑，舌淡黯，脉细弱。

妇检：第二性征正常，外阴发育尚可，阴道已婚未产式，光滑，可容二指，宫颈细长，幼稚型子宫，双侧附件无异常。

诊断：肾气不足，冲任不充，血气虚弱之闭经。

治则：补肾养血以益冲任。

处方：菟丝子 25 克，仙灵脾 10 克，怀牛膝 20 克，枸杞子 15 克，当归 15 克，川芎 10 克，熟地 20 克，香附 10 克，党参 20 克，服七付。

药后无大反应，只觉精神稍好。因考虑其闭经时间已久，乃先用西药己烯雌酚及黄体酮人工周期诱发，以后撤退西药，在上方基础上以益母草、补骨脂、桑寄生、丹参等加减出入，以后月经正常来潮八个月，第九个月时因感冒发热较重，又再停经两个月，继用上述补肾养血之法而复通，追踪两年多月经周期正常。

病例二：崩漏

邓某某，44 岁，会计员。

证候：崩漏不止两个多月。近两年来月经不调而量多。两个半月前突然大量出血，在某医院急诊入院，确诊为功能性子宫出血，经刮宫及大量服妇宁片仍反复出血未止，乃要求改用中药治疗而自行出院到诊。当时患者出血尚未止，血色淡黯，自觉神疲头晕，体倦腰酸，面色黄晦，眼眶黑，面部黑斑成片，边缘清楚，舌色淡嫩而胖，边有齿印，苔白略腻，脉细数无力不整，尺脉沉弱。

血常规：血色素 7 克，红细胞 220 万，白细胞 5100。

诊断：肾脾两虚，冲任不固，绝经前期崩漏。

治则：补肾健脾，固摄冲任，益气止血。

处方：菟丝子 20 克，仙灵脾 12 克，党参 30 克，黄芪 30 克，白术 15 克，艾叶 15 克，制首乌 30 克，川断 15 克，炒阿胶 12 克，炙甘草 6 克，服七付。

另用艾卷悬灸隐白（双）、大敦（双），交替灸，每日二次。

西药妇宁片原来每天服 8 片，服中药三天后每日减少一片，至最后完全撤退。

服上药后出血渐减，以后按上方以破故纸、桑寄生、熟地、龟板等加减出入，经过两周的调治，病情逐渐好转，服药至12付已止血。止血后仍按上法继续调治，经过两个月的治疗，月经量较前明显减少，且能在八天内干净，以后每周服药三付以固疗效，半年后完全康复，恢复正常周期及经量，面部黑斑亦消退。

病例三：习惯性流产、继发不孕

陈某某，36岁，家庭妇女。

证候：患者结婚八年，婚后三年内连续自然流产四次，均在孕后2～3个月堕胎。迄今已五年无避孕而未再孕，近两年来经量较多，持续时间延长，约八九天才净，色淡红，有小血块，每次用卫生纸2～3包。常感神疲，腰酸痛，下腹坠胀，夜寐不宁，梦多，纳差，面色青白，舌淡红，苔微黄，脉细缓。患者曾在几个大城市医院诊治未效，妇检未发现异常。

诊断：肾脾气虚，冲任不固，阴血虚少，因而发为滑胎兼继发性不孕及月经过多。

治则：补肾健脾，益精血，固冲任。

处方：菟丝子25克，党参25克，桑寄生25克，熟地20克，金狗脊20克，川断15克，仙灵脾10克，白术15克，鹿角霜15克，首乌30克，陈皮3克，服七付。

药后精神较好，腰酸体倦好转。后以枸杞子、巴戟、山萸肉、金樱子、桂圆肉、炙甘草等加减运用，服药五个月便怀孕，后足月顺产一男婴，母子均健康。

结　语

补肾药能增进性腺功能，促进排卵，且能加强身体的免疫功能，这些已为国内外学者所证实。我院曾以菟丝子、巴戟、仙灵脾、杞子、当归、党参等补肾益气血药物组方作动物实验，证实有促进雌兔排卵、促黄体形成等作用。从上述三个病例中，也可说明这一点。从而也可以体验补肾与天癸、冲任的关系。妇科病一般以虚证较多而实证较少，其中尤以肾、脾两虚较为多见，而肾虚往往为主要之病机，因为它是性周期调节轴的核心，掌握其规律加以调摄，可使月经得以正常，孕育得以巩固，因而是治疗妇科疾患较重要的一着。

脾胃学说与妇科的关系

一、脾胃功能对妇科的作用

祖国医学特别重视整体的协调作用。五脏六腑、四肢百骸需要互相支持、协调活动，以维持其生理常态。但脏腑各有其分工和表里相配，相辅相成，构成各自的体系，以完成其所负担的主要任务。人体水谷的供应和代谢，主要由肺、脾（胃）、肾（膀胱）来完成，而脾胃则为其中的枢纽。《素问·经脉别论》说："饮入于胃，游溢精气，上输于脾，脾气散精，上归于肺，通调水道，下输膀胱，水精四布，五经并行。"这是对营养与水液代谢过程系由几个脏腑相互配合而完成的描述。又《素问·灵兰秘典论》说："脾胃者，仓廪之官，五味出焉。"《素问·五脏别论》又说："胃者，水谷之海，六腑之大源也，五味入口，藏于胃，以养五脏气。"肺、脾、肾分主上、中、下三焦，分别发挥其应有的作用。故《灵枢·决气》篇说："上焦开发，宣五谷味，熏肤、充肌、泽毛，若雾露之溉，是谓气。"肺主气、主皮毛，但气要从水谷之精所生化。《灵枢·营卫生会》指出："中焦亦并胃中，出上焦之后，此所受气者，泌糟粕，蒸津液，化其精微，上注于肺脉，乃化为血，以奉生身，莫贵于此。"又说："下焦者，别回肠，注于膀胱而渗入焉。故水谷者，常居于胃中，成糟粕而俱下于大肠而成下焦，渗而俱下，济泌别汁，循下焦而渗入膀胱焉。"概括地说："上焦如雾，中焦如沤，下焦如渎"（同见上）。脾胃在肺、肾之间，居于中州，为上下之枢纽。胃是饮食首先进入之所在，为

30

腐熟水谷之器官,脾则将消化后饮食之精微输送于各有关脏腑,并将糟粕传导于大肠、膀胱。脾主升而胃主降。升清降浊的作用十分重要,因人的气血,倚赖水谷之精微以资生,脾胃为水谷之海,气血生化之源,为后天之本。人自出生以后,必赖水谷以滋养,而水谷之精微,又靠脾胃来供应,故曰:"有胃则生,无胃则死。"《医学启源·脾之经》指出:"脾者……消磨五谷,寄在胸中,养于四旁。"又《胃之经》云:"胃者,脾之腑也,又名水谷之海,与脾为表里。胃者,人之根本,胃气壮,则五脏六腑皆壮。"脾胃不仅能生化气血,脾又能统血,与妇科关系密切,经、孕、产、乳,都是以血为用。若脾土虚衰,不能生血统血,则经、孕、产、乳诸疾,均可发生。古人的妇科专著,都很重视脾胃。《景岳全书·妇人规·经脉之本》说:"故月经之本,所重在冲脉,所重在胃气,所重在心脾生化之源耳。"又脾有统摄血脉之作用,使其能循经运行,"常营无已,终而复始",维持营血不会溢出于脉道之外。若脾虚失统,往往发生血证。《校注妇人良方·暴崩下血不止方论》云:"暴崩下血不止……大法当调补脾胃为主。"无论从生理、病理或治法上,脾胃学说的理论,与妇科都有密切的关系。

二、脾胃病变对妇科病的影响

导致脾胃病变的因素很多,如饮食不节、劳逸过度、七情所伤、体质因素及其他疾病等等,均足以损伤脾胃,脾胃受伤,可以发生多种疾病。李东垣在《脾胃论·脾胃胜衰论》云:"百病皆由脾胃衰而生也。"又说:"夫脾胃不足,皆为血病。"盖脾胃为血气生化之源,为统血之脏,具运化之功。妇女以血为主,并以血为用,因经、孕、产、乳,都是以血为用。月经的主要成分是血,血海满溢,则月经按期来潮;血海空虚,无余可下,则月经稀少或闭止。妊娠以后,赖血下聚以养胎。分娩时又需赖津血以助其娩出，故产时耗损一定之阴血，产后又必有一段时间的恶露排出。哺乳期的乳汁由血所生化。若脾胃虚弱，气血生化之源不足，或统血提摄无权，或运化失职，则月经病之月经过少、过多、先期、后期、闭经、崩漏、经前泄泻等；带下病之带下不止；妊娠病之恶阻、胎漏、胎动不安、胎萎不长、妊娠水肿甚或堕胎小产等；产后病之恶露不绝、产后发热、缺乳、乳汁自出等；杂病之子宫脱垂、不孕症等等，均可发生。

然脾胃之功能，需赖其他脏腑之支持与协调。如脾之所以能健运，要得到肾阳之温养，若肾阳不足，命门火衰，足以使脾阳不振。"脾胃为灌注之本，得后天之气也；命门为生化之源，得先天之气也，命门之阳气在下，正为脾胃之母"（见《景岳全书·传忠录·命门余义》）。且妇科"病之启端，则或由思虑，或由郁怒，或以积劳，或以六淫饮食，多起于心、肺、肝、脾四脏，及其甚也，则四脏相移，必归脾肾"（见《景岳全书·妇人规·经脉诸病因》）。说明脾、肾二脏，在妇科病机上，具有重要的密切的关系。

《素问·阴阳别论》说："二阳之病发心脾，有不得隐曲，女子不月。"心脾是母子关系，《景岳全书·传忠录·命门余义》说："脾胃以中州之土，非火不能生。"《脾胃论》说："脾胃不足，是火不能生土。"火，包括心君之火和命门之火。二阳，阳明胃也，胃与脾相表里。月经病与心、脾都有关系，《素问·评热病论》云："月事不来者，胞脉闭也。胞脉者，属心而络于胞中，今气上迫肺，心气不得下通，故月事不来也。"脾胃为气血生化之源，阳明为多气多血之府，心又主血脉，故心、脾、胃的病变，往往影响及气血，而气血之盛衰，与妇科关系密切。《校注妇人良方·产宝方论序》云："妇人以血为基本，苟能谨于调护，则气血宜（宣）行，其神自清，月水如期，血凝成孕。"如上所述，心脾与气血有密切的关系，故心脾为病，势必影响妇科疾患。

　　肝藏血而脾统血。但肝脾有相克的关系，肝木每易克脾土。《金匮要略》云："夫治未病者，见肝之病，知肝传脾，当先实脾。"肝为将军之官，喜条达而恶抑郁，肝郁则气横逆而易克土，肝强脾弱，必致饮食少思，影响气血之生化。在妇科病中，往往出现肝脾不和或肝胃不和之病机。

三、调理脾胃的几种治则

　　人是一个整体，每个脏腑有其本身之功能，但又必然与其他脏腑有相应的联系，根据脾胃的生理、病理特点和与其他脏腑密切的关系，调理之法有多种，兹分述如下：

（一）补脾摄血法

　　妇科血证，有月经过多、崩漏、胎动不安、产后血崩、恶露不绝等。这些血证的原因很多：有因热迫血妄行者；有因瘀血不去、新血不得归经者；有因肝气失调，藏血不固者；有因中气虚衰，失于统摄者。血证有虚有实，由于妇科病虚证较多而实证较少，故临床上以后者为多见。若因热而出血，但"去血过多，则热随血去，当以补为主"（见《医宗金鉴·妇科心法要诀》）。即使瘀血或肝气盛之实证出血，若出血过多、过久，也成实中有虚，除实方中，也要兼顾其虚。《景岳全书·妇人规·崩淋经漏不止》引先贤之言曰："凡下血证，须用四君子辈以收功。……故凡见血脱等证，必当用甘药，先补脾胃以益生化之气，盖甘能生血，甘能养营，但使脾胃气强，则阳生阴长，而血自归经矣，故曰脾统血。"大凡妇科下血证，在出血期间，大法以补脾摄血为主。兼热、兼瘀者，当配以清热化瘀之品，以求标本并治。《沈氏女科辑要笺正·血崩》云："阳虚元气下陷，不能摄血者，则宜大补脾气，重用参、芪，而佐以升清之

33

法。"综上所述，可见妇科下血证宜重视运用健脾补气以摄血之法。常用方如四君子汤、独参汤、举元煎（《景岳全书·新方八阵》方：人参、黄芪、白术、炙甘草、升麻）等。在出血期间，不宜用当归、川芎。《沈氏女科辑要笺正·血崩》指出："当归一药，其气最雄，走而不守，苟其阴不涵阳而为失血，则辛温助劫，实为大禁。"川芎也是辛温走窜活血之品，故均不宜用，否则往往反致出血增多。盖辛温之药，能行血动血也，故以不用为宜。若拟于健脾补气剂中，加入养血之品，则以阿胶、何首乌、桑寄生、熟地、黄精、黑豆衣、岗稔果、桑椹子等为佳。

（二）升举脾阳法

脾气主升，脾阳升才能健运，方可使水谷之精微敷布而周流于全身。若脾气不升或反下陷，则津血、胞宫亦可随而泄陷，如久崩久漏、久滞、阴挺下脱等证便可发生，治法须补气以升阳，方剂如大剂补中益气汤，或调中汤（《脾胃论》方：人参、黄芪、苍术、甘草、橘皮、木香、升麻）等，以升举脾阳，健运中气，使元阳得温补而气陷可举矣。

（三）健脾燥湿法

脾喜燥而恶湿，脾得温燥，则气机健运。湿性重浊濡滞，阻遏阳气，障碍运化功能。若水湿之邪留聚于中，则脘闷腹胀，食呆纳差，肢体倦怠。流注于下，则大便溏泄，带下增多，或经行泄水、经行泄泻、经前浮肿，或妊娠水肿、胎水肿满等。治疗原则，应以健脾燥湿为主，或佐以渗利，常用方如参苓白术散、完带汤、全生白术散、升阳除湿汤（《脾胃论》方：苍术、白术、茯苓、防风、白芍）、正脾散（《产宝百问》方：苍术、香附、陈皮、小茴香、甘草）等加减化裁，以健脾燥湿。

（四）理脾和胃法

脾胃分主升降出入，以完成其饮食消化吸收营养等一系列新陈代谢的功能。水谷之清者（精微）上输于心肺而生化血气；水谷之浊者（渣滓）下降于大肠、膀胱而成为粪溺。若胃气不降而上逆，则呕吐、呃逆频作；脾气不升而下陷，则飧泄、血脱之证出现。脾胃不和则脘腹胀满或嗳气吞酸，如妊娠呕吐、经前泄泻、子悬等证均可发生。关于脾失健运及脾阳下陷之病机及治法，已见前述，至于胃气不和，则应和胃降逆止呕，可选用《金匮》之干姜人参半夏丸、小半夏加茯苓汤、橘皮竹茹汤、平胃散或《名医方论》之橘皮竹茹汤（党参、白术、茯苓、甘草、半夏、陈皮、木香、砂仁、生姜、大枣）等，以调和脾胃，宽胸降逆止呕。

（五）温补脾肾法

脾阳需得下焦命门之火以温煦，命门属肾，《类经附翼·求正录》指出："命门原属于肾，非别为一腑也。"《景岳全书·传忠录·命门余义》说："脾胃以中州之土，非火不能生，然必春气始于下，则三阳从地起，而后万物得以生化，岂非命门之阳气在下，正为脾胃之母乎。……命门有火候，即元阳之谓也，即生物之火也。"脾阳不足，往往由于命门火衰、肾阳不足，故妇科临床上脾肾阳虚者颇为常见，如月经不调、闭经、崩漏、不孕、流产、带下不止等。常用方如茯苓菟丝丸（《景岳全书·新方八阵》方：茯苓、菟丝子、白术、莲子、山药、炙甘草、杜仲、五味子）、保元汤（《博爱心鉴》方：人参、黄芪、甘草、肉桂、生姜）等加减化裁，以温补脾肾。

（六）补益心脾法

心主神明、神明失守则伤心；忧思过度则伤脾。心脾受损，可影响胞脉的运行而出现月经失调、闭经、崩漏等疾患。同时可伴有怔忡、惊悸、健忘、失眠、盗汗、纳呆等证候。常用方如归脾汤、人参养荣汤等，以补益心脾。

（七）舒肝实脾法

肝郁气盛，易克脾土。临床上往往出现月经失调。调治之法，应舒肝而实脾。《金匮》指出肝病当先实脾，以免肝病传脾，这既是治疗的方法，也是一种预防传变的措施。常用方如逍遥散，是此法典型的组方。方中柴胡、白芍、当归、薄荷以舒肝和血；白术、茯苓、甘草、煨生姜以健脾。此方广泛应用于妇科，特别是月经先后无定期，经前乳胀，经行情绪异常，胸胁胀满，头痛目眩等。若肝郁化火者，可加入丹皮、栀子，名丹栀逍遥散；若肝郁血虚者，加入地黄，名黑逍遥散（见《医略六书·女科指要》）。此外，还有张景岳的柴胡疏肝散（柴胡、炙甘草、白芍、香附、川芎、枳壳），也属调和肝脾之剂，可适当加减化裁。

36

（八）清利湿热法

湿邪为害，主要责之于脾之运化失常，故曰脾主湿。湿属阴邪而性重浊濡滞，但湿郁日久，可以化热，则成湿热。湿热蕴郁于下，可致湿热带下，治法宜清利湿热。常用方如樗树根丸（《摄生众妙方》方：樗树根皮、黄柏、芍药、良姜）、止带方（《世补斋医书·不谢方》方：茵陈、黄柏、丹皮、栀子、车前子、猪苓、泽泻、茯苓、牛膝）、二妙散等加减运用，以清热利湿止带。

结　语

脾胃之理论，首见于《内经》，以后不断补充完善，至金元时代李东垣著有《脾胃论》等书，提出"胃气为本"，认为"内伤脾胃，百病由生"，力主调补脾胃，成为补土派，初步完成了脾胃学说。他谓"大抵脾胃虚弱，阳气不能生长"。又谓"元气之充足，皆由脾胃之气无所伤，而后滋养元气"（均见《脾胃论》）。其立法着重补气升阳，健脾燥湿。至清代叶天士、吴鞠通等又提出益养脾阴胃阴，以补东垣之不足，使这一学说，更为完善。盖每一脏腑均有阴阳二气，脾阳损伤固可致病，而脾阴胃阴不足也是一种病机，临床上也不乏此例。

仲景谓"四季脾旺不受邪"。据现代科学的研究，证明脾虚患者的免疫能力下降，抵抗疾病的能力较差，这说明中医所说的脾旺不受邪是有科学依据的。

妇科重视肾、脾、肝的生理、病理。肾主先天，脾主后天，肾主生殖，脾主营养，先天后天相互支持，营养与生殖得以协调，则生长发育便可正常，经、带、胎、产、乳之病自少发生。正确而灵活地运用脾胃学说以指导妇科临床实践，是治法上重要的一环。

37

论肾与生殖

一、中医学对"肾"功能的认识

中医学"肾"的含义较广，它既包括实质器官的肾脏又包涵其功能，如说肾与膀胱相为表里而主水，对于小便不利、小便过多及水肿病等，认为是肾的病变，这是指泌尿系统的功能。但肾还代表了部分其他组织器官的作用，特别是生殖系统及与生殖系统有关的组织器官的功能，均统属于肾所主。肾在人体中占有重要的位置，它既贮藏人体生命的原始物质——生殖之精，又称先天之精，此精禀受于父母，属体质遗传因子，又从而繁衍下一代，故曰"肾主先天"，此外，肾又贮藏五脏六腑之精气，包括后天水谷之精，用以支持和推动机体的正常活动。故肾是先天之本和生命之根，可见其对人体的重要性。《内经》首先论述男女生长发育及生殖功能与肾的盛衰有直接关系。《素问·上古天真论》说："女子七岁肾气盛，齿更发长；二七而天癸至，任脉通，太冲脉盛，月事以时下，故有子；三七肾气平均，故真牙生而长极；四七筋骨坚，发长极，身体盛壮；五七阳明脉衰，面始焦，发始堕；六七三阳脉衰于上，面皆焦，发始白；七七任脉虚，太冲脉衰少，天癸竭，地道不通，故形坏而无子也。丈夫八岁肾气实，发长齿更；二八而肾气盛，天癸至，精气溢泻，阴阳和，故能有子；三八肾气平均，筋骨劲强，故真牙生而长极；四八筋骨隆盛，肌肉满壮；五八肾气衰，发堕齿槁；六八阳气衰竭于上，面焦，发鬓颁白；七八肝气衰，筋不能动，天癸竭，精少，肾脏衰，形体

皆竭；八八则齿发去。肾者主水，受五脏六腑之精而藏之。故
五脏盛，乃能写。今五脏皆衰，筋骨解堕，天癸尽矣，故发鬓
白，身体重，行步不正，而无子耳。"这段文字阐述了从少壮
到衰老，从有生殖能力到缺乏生殖能力，均以肾气之强弱盛衰
为主导，它联系到冲任、天癸、月经、精血、齿、发、筋骨，
内容全面而详尽，并有一定的阶段性，值得深入领会和研究。
文中所提到各阶段的年限，是就一般人的常数而言，至于个别
体质强弱或经过摄生、锻炼，其发育与衰老的迟早，是会有例
外的。故同篇又说："其有年已老而有子者何也？此其天寿过
度，气脉常通，而肾气有余也。"这进一步说明生殖能力与肾
气之有余不足具有直接的关系。《难经》更明确指出肾与命门
具有男子以藏精、女子以系胞的作用，径直说明肾与男女生殖
功能的关系。此外，《内经》又认为肾与骨髓、大脑、智力、
体力等都有密切的关系。"肾者作强之官，伎巧出焉。"说明肾
与整体的强弱和智慧，具有深远的影响。

　　对于肾的功能作用的认识，到了明代又有了进一步的发
展，主要从肾阴肾阳两方面来阐述，并继《难经》之后发展为
命门学说。对于命门之实质与具体位置各家的认识虽有所不
同，但对其功能及其重要性的认识则是一致的。命门是肾中的
一种功能作用，属于肾之范畴，"是命门总主乎两肾，而两肾
皆属于命门。""命门原属于肾，非又别为一腑也"（见《类经
附翼·求正录》）。命门对人体具有重要的作用。"命门为精血
之海，为元气之根，为水火之宅，五脏之阴气，非此不能滋，
五脏之阳气，非此不能发"（《景岳全书·传忠录·命门余
义》）。认为命门之水火，即十二脏之化源。赵养葵在《医贯》
中又加以发挥。从此，以《难经》为兆端，发展成为命门学
说，而为明、清医家及现代所沿用。命门之说，是由"肾"的
理论派生出来并通过临证观察而加以充实的，是肾的实质与功
能作用的进一步发挥。根据中西医结合的研究，有些学者认为

39

命门学说，与肾上腺皮质功能相似，这是值得深入加以探讨的。

二、肾阴肾阳与冲、任、天癸、精血的关系

"人身有形，不离阴阳"（《素问·宝命全形论》）。阴阳学说，主要是对立统一的关系。《类经·阴阳类》说："阴阳者，一分为二也。"人体不论生理或病理，都可区分阴阳，整体固可分阴阳，而每一脏腑之中也具有阴阳。阴阳是一对矛盾，在正常情况下必须相对平衡而存在于统一体中，故生活上应经常注意"和于阴阳"；在诊疗上则需"谨察阴阳以调之，以平为期"（《素问·至真要大论》）。肾的功能核心，在于肾阴肾阳之相对平衡与协调；其病态亦在于肾阴肾阳之偏盛偏虚，但一般以不足的偏虚为主，因肾之阴阳，要求在相对旺盛中取得平衡，若某一方面虚衰，便反映出对立面的相对偏亢。如阴虚阳亢之病例，则阴虚是本质，阳亢是由于阴虚而引起的现象。故古人多认为"肾无实证，有补而无泻"，肾虚是病理的主要方面。肾之阴阳关系到冲任二脉的通盛与协调，冲任之本在肾，"冲任二脉，皆起于胞中"，与男女的生殖功能有直接的联系。这点在《内经》已有所论述（可参《灵枢·五音五味》有关条文），在临床上也得到验证。天癸的至或竭，直接与肾气的盛衰有关，它对男女的生长发育与生殖能力具有主要作用。天癸是人体的微量体液，景岳称之为"无形之水"，是人体的"元精"。至，则月事以时下，精气溢泻而有生殖能力；竭，则月经绝止，精少而缺乏生殖能力，可见它相当于一些与性腺有关的激素。

肾是藏生殖之精的。古谓男精女血，合而成形。妇女的卵子，中医学概括于"血"之中，故曰精血同源。张景岳《类经

附翼·求正录》径谓"男精女血,皆存于子宫,而子由是而生。"古代不少医著解释生男生女的机理为精裹血或血裹精,可所称之"血",实际指卵子而言。故谓精血同源者,是指生殖之男精女血同源于肾耳。

三、肾虚与生殖系疾患

肾藏生殖之精而主生育,故肾所主之物质与功能要保持一定程度的旺盛,才有正常的生殖能力。肾为作强之官,它对整体及性功能的旺盛,都具有一定的关系。肾又主骨、生髓、藏志,脑为髓海,"髓海有余,则轻劲有力,自过其度;髓海不足,则脑转耳鸣,胫酸眩冒,目无所见,懈怠安卧"(《灵枢·海论》)。本来凡病均有虚实,但"肾多虚证",有"肾有补而无泻"之论,这当然是过于绝对化,但临床上以肾虚为多见亦是事实。肾虚的原因很多,有先天禀赋不足者;有情志失调者;有劳倦太过者;有房劳过度者;有久病伤肾者;有产伤过多者(含自然流产、人工流产);有年老精衰者。临床表现主要为一系列未老先衰的症状,如神疲腰酸膝软,头昏耳鸣怕冷或五心烦热,记忆力衰退、失眠等。男子或有阳痿、早泄、精少、精气清冷,或阳强不倒、不排精等;妇女则有月经不调、带下清稀、性欲下降、流产、不孕等。望诊可见眼眶黯黑,面额部黯斑,或颧部潮红,唇舌淡黯或舌面鲜红少苔,脉象沉细弱或弦细略数等。因肾虚有肾阳虚与肾阴虚两型,故见证不一。但不论命门火衰或相火过旺,均足以影响生殖。此外,亦有外表健壮如常人,毫无任何证候,须经过一些检查,才发现生殖方面的异常情况者。例如有些男子的精液质量不正常,甚或无精子者;有些妇女虽有月经来潮,却不能正常排卵,此均属肾虚的范畴。正如《女科经纶》引朱丹溪之言曰:"男不可为父,得阳道之亏者也;女不可为母,得阴道之塞者也。"阴道之塞,

41

虽有虚有实（输卵管闭塞则属实证），然朱氏之言，基本可以概括男女不孕、不育症的主要因素。

男女生殖方面的疾患，与脏腑、气血、精神、环境、饮食都有关系，但肾虚是主要的因素。男子的阳痿、早泄姑且不论，即令性生活正常，若精液的质量不正常，亦属肾虚的范畴；女子的月经失调，或不能按期排卵，亦多属于肾虚，《傅青主女科》谓"经水出诸肾"也。故肾虚乃为不孕育的主要因素。当然，肾虚之中，临床上还要区别其肾阳虚、肾阴虚或肾阴阳两虚，确诊以后对证下药，才可收到预期之效果。

四、补肾法对生殖的作用

补肾法具有滋阴壮阳的作用，它能增进精神体力，加强性腺功能，这是历代医家行之有效者。近年来随着科学的进展和对肾虚的实质性探讨，对中医诊为肾虚者有了新的认识。如肾阳虚可认为具有垂体－肾上腺皮质系统功能低下的表现，补肾法对调节垂体、肾上腺功能是有作用的。如温肾药之附子对垂体－肾上腺有兴奋作用。附子与滋阴药熟地合用，则有促排卵的效果。人参与甘草合用，或仙茅与甘草合用，对垂体或卵巢的病理性早期萎缩有促进其恢复的功能。温阳药如淫羊藿、仙茅、蛤蚧、人参、蛇床子等均有兴奋性腺及催情作用，这对于中医诊为肾阳虚、命门火衰者有效。至于治疗肾阴虚的药理研究目前尚不多，唯据上海藏象研究组提出生地、知母等滋阴药能保护肾上腺皮质免受地塞米松的抑制而萎缩。可见温肾药或滋肾药对垂体－肾上腺皮质系统具有兴奋或使之免受外源性影响而起到保护作用。说明补肾法对神经－体液系统，特别是生殖内分泌系统具有增进或保护作用，这不论在临床或动物实验都可以得到证明。

此外，补肾法对增进人体的免疫功能，加强身体的抗御能力，增强体质，防止衰老等，都显出它的效果。《内经》称之为作强之官，于此可以有具体的体会。

肾主生殖须得到整体的协调与支持。人体除脏腑以外，还有气血和精神状态的协调，故有关生殖问题的调理，还要注意到精神气血的调摄，局部与整体是不可分割的。

五、与生殖有关的补肾方药

同病异治，异病同治，这是中医辨证论治的特色之一。肾虚之中，固然要判别阴阳，也要辨病而有针对性地选方命药，效果才显。兹将补肾方剂中与生殖关系较密切者选介如下：

1. 五子衍宗丸（《千金方》）

适应证：治男子精气亏乏，中年无子。

药物组成：菟丝子、覆盆子、沙苑子、五味子、车前子各等分。

制法与服法：研细末，炼蜜为小丸，每服10丸，温酒或米饮送服。

2. 斑龙丸（《澹寮方》）

适应证：治肾阳虚、阴冷诸证。

药物组成：鹿茸30克，鹿角胶30克，鹿角霜30克，肉苁蓉30克，黄芪30克，阳起石30克，附子24克，当归24克，干地黄24克，酸枣仁30克，柏子仁30克，辰砂15克。

制法和服法：为细末，酒糊为小丸，每饭前服10克。

3. 毓麟珠（《景岳全书》）

适应证：治妇人气血俱虚，体弱不孕。

药物组成：菟丝子120克，杜仲60克，鹿角霜60克，人参 60 克，熟地 120 克，炙甘草 30 克，当归 120 克，白术 60 克，茯苓 60 克，川芎 30 克，白芍 60 克，川椒 60 克。

加减法：男子不育可加杞子 60 克，胡桃肉 60 克，鹿角胶 60 克，山萸肉 60 克，巴戟肉 60 克，山药 60 克。妇人宫寒甚者加制附子 30 克，炮干姜 30 克。

制法和服法：为细末，炼蜜为小丸，每次服 6 克，米酒或开水送服。

4. 赞育丹（《景岳全书》）

适应证：治男子阳痿精衰，虚寒无子。

药物组成：熟地 240 克，白术 240 克，杜仲 120 克，杞子 180 克，当归 180 克，仙茅 120 克，巴戟 120 克，山萸肉 120 克，淫羊藿 120 克，肉苁蓉 120 克，韭子 120 克，蛇床子 60 克，附子 60 克，肉桂 60 克。

制法和服法：研细末，炼蜜为丸，每服 6 克，每日二次。

5. 温胞饮（《傅青主女科》）

适应证：治妇女宫冷不孕。

药物组成：白术 30 克，巴戟 30 克，人参 10 克，杜仲 10 克，菟丝子 10 克，山药 10 克，芡实 10 克，肉桂 6 克，附子 6 克，补骨脂 6 克。

制法与服法：水煎服，可连服一个月。亦可将药量按比例增大，改为丸剂，效果尤好。

6. 温土毓麟汤（《傅青主女科》）

适应证：治脾肾虚寒不孕。

药物组成：巴戟 30 克，覆盆子 30 克，白术 15 克，人参 10 克，山药 15 克，神曲 3 克。

制法与服法：水煎服，可连续服一个月。

7. 清骨滋肾汤（《傅青主女科》）

适应证：治阴虚内热不孕。

药物组成：地骨皮 30 克，元参 15 克，麦冬 15 克，五味子 1.5 克，沙参 15 克，石斛 5 克，丹皮 15 克，白术 10 克。

制法与服法：水煎服，以两月为一疗程。

8. 滋肾育胎丸（自制经验方）

适应证：妇女先兆流产或习惯性流产；男女肾虚不孕。

药物组成：菟丝子 200 克，党参 150 克，吉林人参 10 克，熟地 150 克，川断 150 克，白术 60 克，阿胶 30 克，鹿角霜 90 克，杜仲 100 克，杞子 60 克，巴戟 60 克，制首乌 150 克，艾叶 30 克，春砂仁 30 克，桑寄生 150 克。

制法与服法：以杜仲、首乌、川断、桑寄生、杞子、党参、巴戟、熟地、艾叶反复熬成流浸膏状，去渣，加入阿胶烊化。吉林人参、白术、砂仁、鹿角霜研成细末加入浸膏内，炼蜜为小丸。每服 6 克，每日 2～3 次，淡盐汤或蜜糖水送服。

45

9. 促排卵汤（自拟方）

适应证：肾气虚损，不能按期排卵，以致月经失调，久不受孕。

药物组成：菟丝子 20 克，制巴戟 15 克，淫羊藿 10 克，当归 10 克，党参 20 克，炙甘草 6 克，熟附子 6 克（先煎），熟地 15 克，杞子 20 克。

制法和服法：经净后连续服 10 剂，每日一剂，留渣再煎。

以上几张方子，是补肾法中着重处理生殖问题之剂（包括男女不孕育及胎动不安），其中大多着重温补肾阳，也有针对阴虚内热者（如清骨滋肾汤）。补肾之法，必须区别阴虚或阳虚以因证调补。不过，生殖问题是复杂的，除虚证以外，也有实证（如肝气郁结、输卵管不通等）。此外，还有多种因素的影响。诊治时必须深入了解，全面掌握病情，进行辨证论治与整体调理。用药不必拘于定方，应灵活运用，适当加减化裁。中药多取诸有机的动植物，以有机的药物对待人之有机体，其亲和力会较好，副作用亦较少，如对证投药，效果较著。临证主要在乎诊察精确，用药得当，同时配合精神心理上的调摄，坚持一定时日，是可以取得疗效的。

46

不孕不育症的临床体会

生儿育女不仅为了延续后代，结婚以后能够养育一个孩子，这对于生活乐趣和家庭幸福亦有一定的影响。故对于不孕育的患者，应该热情关怀和尽力给予检查治疗，这是医务工作者应有的职责。

凡育龄夫妇同居二年以上无避孕而从未孕育者，称原发性不孕；若曾经孕育之后（包括有过自然流产或人工流产）同居二年以上无避孕却不再孕育者，称继发性不育。

不孕不育症和男女方均有关系。《女科经纶》引朱丹溪之言曰："男不可为父，得阳道之亏者也；女不可为母，得阴道之塞者也。"意思是男方不能生孩子，主要在于肾精亏损；女方不能生孩子，主要在于内生殖器的不顺畅（这包括无月经、输卵管闭塞、不排卵等）。据了解，不孕育原因在于女方者约占40%；在于男方者约占30%；双方均有缺点者约占25%；双方基本健康而暂时查不出原因者约有5%。不孕不育症的原因较复杂，需多方面检查诊察，查明原因之所在，有针对性地加以调治，才易收效。

为了明了不孕不育症的病理，应先明了妊娠的机理在于男女肾气的盛实，从而促使天癸这种物质的到来，女子能够按期来月经，男子则有精液排出，阴阳能和谐地相结合，便可以妊娠。这概括地说明了妊娠的情况。肾藏精，主生殖，天癸是体内的一种能量体液，男女皆有，直接与性生殖有关，相当于垂体或性腺之内分泌素。《内经》进而阐明受孕之机理说："两精相搏谓之神"（《灵枢·本神》）；"两神相搏，合而成形，常先身生，是谓精"（《灵枢·决气》）；"人始生，先成精，精成而脑髓生，骨为干，肉为墙，皮肤生而毛发长"（《灵枢·经脉》）。神，是物质中所含之生机。精，有男与女单一之精；有男女相结合之精，即受精卵。由受精卵发展而成为具有形体的胎儿。这是上述几条经文合起来之含义。

受孕是有一定的时会的。《女科经纶》引袁了凡之言曰："凡妇人一月经行一度，必有一日纲缊之候……此的候也……顺而施之，则成胎矣。"《妇科玉尺》更指出缊缊之候"一月止有一日，一日止有一时"。缊缊之候即妇女之排卵期，一般要在两次月经之间的排卵期而合阴阳，方易受孕。故受孕既有体质因素，也有时间关系，故种子既要调治身体，也要掌握时机。

一、病因、证候与检查

不孕不育症既然与男女双方有关，故需分别了解情况及进行有关的各种检查。

（一）女方的先天性生理缺陷和后天的病理变化

1. 属于先天性生理缺陷者

古人称为五不女：即螺、纹、鼓、角、脉。螺，指阴道如螺旋形；纹，指阴道极度狭小；鼓，指处女膜坚厚；角，指阴核特大如角；脉，指先天性无月经。

2. 属于身体病理变化者

古人认为有十病：即胞冷、脾胃寒、带脉急、肝气郁、痰气盛、相火旺、肾气衰、任督病、膀胱气化不行、气血虚不能摄。

3. 证候与检查

证候可见月经过少、月经过多、崩漏、月经先后无定期、月经稀发、闭经、经病疼痛、痛经、经间期出血、带下病、癥瘕痞块等。检查会发现子宫发育不良的幼稚形子宫、子宫畸形、子宫肌瘤、不排卵、输卵管阻塞、多囊性卵巢、卵巢囊肿、滴虫性阴道炎、真菌性阴道炎等。

(二) 男子的先天性缺陷和后天的病理变化

1. 属于先天性缺陷及严重的肾气亏损者

古人称为五不男，即天、漏、犍、怯、变。天，指天宦，即先天性睾丸发育不全，不能性生活；漏，指经常漏精；犍，缺乏外肾的畸形；怯，指完全阳痿；变，即阴阳人。

2. 属于身体病理变化者

古人认为有六病：即精寒、气衰、痰多、相火旺、精少、气郁。

3. 证候与检查

证候可见阳痿、早泄、滑精、同房时不排精、性欲淡漠等。检查会发现阳具发育不良、睾丸过小、隐睾、包皮过长、精索静脉曲张。精液检查则每毫升精子数目少于 6000 千万，活动率低于 60%，异形精子超过 20%，或无精子，或液化时间超过 1 小时，甚或不液化，或精液中有红白细胞或脓细胞等。

49

二、辨证施治

(一) 女性不孕症的辨证施治

妇女不孕，首重调经，经调然后子嗣。因为月经不正常，往往是排卵不正常或无排卵的一种反映。若长期有带下病，往往是有滴虫性阴道炎或真菌性阴道炎，均须先行加以调治。若经、带均属正常而不孕者，则需根据体质情况而加以调摄，并配合精神心理治疗，方易奏效。

1. 肾虚型不孕

肾藏生殖之精，肾虚则天癸不至，冲任不盛，生殖功能自必低下，而不能摄精成孕。肾虚可由先天体质因素，肾气不充，发育不全；或后天多病体弱，或不节房事，斫丧太过，以致肾气亏损。证型可分为肾阳虚、肾阴虚或肾阴阳两虚。

（1）肾阳虚型：证见月经不调，或后期、或稀发，经质清稀淡薄，腰膝酸疼，腹冷阴寒，四肢不温，精神不振，怕冷畏寒，疲乏无力，面色晦黯，脸、颊、额、唇周等部有黯黑斑，眼眶黯黑，性欲淡漠，小便清长，夜尿多，或大便溏，舌淡嫩，苔白润，脉沉迟或沉细无力，尺脉尤弱。治宜温肾壮阳暖宫，可用右归丸（附子、熟地、菟丝子、枸杞、杜仲、鹿角胶、当归、肉桂、山萸肉、淮山药）加仙灵脾、艾叶。

检查如属无排卵者，多属以肾阳虚为主而兼肾阴不足，治以温肾为主而兼滋阴，可于经净后服促排卵汤（自拟汤：菟丝子、巴戟、仙灵脾、当归、党参、炙甘草、枸杞、附子、熟地）约12付，以促进其排卵。此方曾用雌兔作实验观察，发现：①给药组的卵巢有较丰富的黄体，喂药到21天以上，黄体细胞弥漫于卵巢的大部分，部分实验兔还可见红体、白体形成，对照组则无此现象，据此推论，补肾药会有提高雌激素水平，甚至可兴奋下丘脑、垂体的功能；②给药组子宫内膜腺体增多，分泌现象有趋于明显倾向，并随喂药天数而递增（从分泌早期向分泌晚期过渡），对照组内膜腺体较少，仅呈增殖期改变，少数兔虽有分泌现象，但不如实验兔之明显；③给药组的卵巢、子宫血液供应明显增加，因卵巢血液的改变对卵巢分泌功能产生一定的影响，因此，可以认为补肾药尚有促进内生殖器血液循环的作用，通过丰富的血液供应，提高卵巢、子宫的新陈代谢，从而促进卵巢、子宫的生长发育；④给药组在实验期间，可见有爬跨动作的性行为表现，对照组则没有，这启示补肾药尚有促进卵巢分泌动情素的功效。又据药物筛选，附子与熟地相配，也有促进排卵的可能，这也是阴阳双补的效应。从临床上观察，服用右归丸或促排卵汤一段时间后，患者的基础体温多能从单相转为双相，说明它确有促进排卵的功能，从而达到调经、受孕之目的。

（2）肾阴虚型：证见月经量少或月经后期，经色鲜红，五心烦热，睡眠不熟，甚或失眠，口干或盗汗，形体消瘦，腰酸膝软，或大便干结，舌嫩红少苔或无苔或光剥苔，脉细弱略数。治宜滋肾养阴益血，可用左归饮（地黄、山萸肉、枸杞、山药、茯苓、炙甘草）加女贞子、金樱子、桑寄生、地骨皮之类。

（3）肾阴阳两虚：治应阴阳双补，可参照上列方药斟酌运用。但求补阴不亡阳，补阳不亡阴，以达到阴阳相长之目的。

2. 气血虚弱型不孕

妇女以血为主，经、孕、产、乳都以血为用。气血虚弱，则冲任失养，以致月经失调，不能摄精成孕。其原因可由素体不足，或慢性疾病耗损气血所致。证见经候不调，偏血虚者则经量偏少；偏气虚者由于气不摄血，则经量偏多，但均色淡质薄。或经后下腹隐痛，头晕目眩，心悸怔忡，体倦肢麻，面色晦黄或萎黄，舌淡苔薄白，脉细弱。治宜大补气血，佐以温肾，可用《景岳全书》之毓麟珠（八珍汤加菟丝子、杜仲、鹿角霜、川椒）去川椒，加仙灵脾、何首乌。偏血虚者再加红枣、枸杞；偏气虚者加黄芪。炼蜜为丸服。

3. 气滞血瘀型不孕

气滞则血亦滞，血滞亦可成瘀。气滞血瘀，则冲任不通畅，以致月经失调或行而不爽，或经病疼痛。《济阴纲目·论经病疼痛》条云："经水来而腹痛者，经水不来而腹亦痛者，皆气血不调故也。"它与痛经主要不同点为经不来时而腹部亦痛，颇与今天所称之盆腔炎相似。

本证型还包括输卵管阻塞之不孕，此证之成因，可由于小产、人工流产、经期游泳、经期盆浴等不注意经产期卫生所引起。气滞血瘀型之不孕，证见月经失调、痛经、盆腔疼痛，经色紫黯，血块较多，舌黯红，或舌尖边有瘀斑点，或唇色紫黯瘀斑，脉象沉弦。治宜行气活血化瘀以调经。形证偏热者可用丹栀逍遥散合金铃子散去白术，加青皮、五灵脂、穿破石；形证偏寒者，可用《医林改错》之少腹逐瘀汤（干姜、桂枝、没药、小茴香、川芎、当归、芍药、延胡索、五灵脂、蒲黄）加皂角刺、穿山甲、青皮等。王清任在《医林改错·少腹逐瘀汤说》中云："种子如神，每经初之日吃起，一连五付，不过四月必成胎。"以逐瘀法而求嗣，可能是由于慢性盆腔炎或输卵管闭塞所引致的不孕，故用活血化瘀温通之法施治，使盆腔炎痊愈、输卵管复通，便有受孕之机会。王氏所谓"种子如神"，应有所辨证，不能一概而论也。余治此类之不孕，亦用此法治疗，经 3～6 个月左右的调治，每可奏效。

4. 肝气郁结型不孕

人是一个整体，精神因素可以影响生殖功能。如心情紧张，思虑过度，或大惊卒恐，或情绪忧郁，肝气不舒，均足以使血气运行不畅，月经失调。这些精神因素，都可障碍摄精成孕。现今一些学者证明情绪变异，可影响内分泌的情况。心情酣畅，是促进受孕的一个条件。故不孕患者除药物调治外，兼辅之以心理上的开导及设法获得舒适的环境，是非常重要的。

肝气郁结型的患者每见月经先后无定期，或行而不畅，经色黯红，夹有小血块，少腹胀痛，或经前便有乳房胀痛，烦躁易怒，或抑郁寡欢，精神不宁，甚或悲伤欲哭等。舌色黯红，苔薄白，脉弦细。治宜舒肝解郁，行气养血，可用《傅青主女科》的开郁种玉汤（当归、香附、白术、茯苓、丹皮、花粉）去花粉，加郁金、合欢花、白芍、女贞子等。

5. 痰湿内阻型不孕

本证型多为形体肥胖，但面色比较苍白。其机理主要由于气虚不运，水湿内停，液聚成痰，痰湿壅滞下焦，阻遏经隧，以致胞宫胞络受阻，冲任失调。证见经行不畅，或月经稀发、闭经等。此外，或见带下增多，疲倦多汗，不耐寒凉，胸闷呕恶，纳呆便溏。上述经、带等证，均可令难以受孕。本证舌色多淡嫩而质胖，苔白腻，脉沉缓滑，治宜燥湿化痰，佐以补血，可用叶天士的苍附导痰丸（苍术、香附、茯苓、胆南星、橘红、甘草、枳壳、神曲、姜汁）合四物汤去地黄加白术、艾叶。

（二）男性不育症的辨证施治

1. 肾虚不育

肾为水火之脏，阴阳之宅。如肾阳不足，命门火衰，则精气清冷；肾阴亏损，则精液量少，这均难以成孕。从精液检查的情况来说，精子数目少或排出精液量少者，以滋肾益精为主，佐以温肾；若精子活动率低者，以温肾补气为主，佐以益精；两者均不足者，则应肾阴阳气血俱补。但仍应结合体质和见证。凡肾阳虚者，多见性欲淡漠，或阳痿早泄，或举而不坚，精神不振，面色晦黯，怕冷肢寒，小便清长，夜尿频多，大便溏薄，舌淡嫩，苔白薄，脉沉细迟弱，宜温肾壮阳，可用右归饮加仙灵脾、巴戟、蛇床子、全蝎、胡芦巴等，或用温肾益精丸（自拟方：炮天雄180克，白术480克，肉桂心30克，菟丝子480克，鹿角霜120克，熟地180克，蜜为小丸，每次服6克，每日二次，饭前服，可用淡盐水或少量葡萄酒送服，以3个月为一疗程）。肾阴虚者，往往相火偏旺，易兴奋而早泄，或证见五心烦热，睡眠欠佳，舌偏红而少苔，或有裂纹，脉弦细略数。治宜滋肾益精潜阳，可用左归饮加生龙骨、菟丝子、肉苁蓉、金樱子等。

如检查有前列腺炎以致精液不正常者，宜先清利湿热，可用八正散（车前子、木通、瞿麦、萹蓄、滑石、甘草、栀子、大黄）加减化裁，俟炎症消退后，然后按辨证调治。

2. 同房不射精症不育

同房时不能射精（但往往有梦遗），也是男性不育的因素之一。本证可分为虚实两端。虚者因肾气不足，精液亏损，不能达到性高潮而痿软；实者一由于相火过旺、阳强不倒而不泄，一由于肝气郁结，精神受扰，必需多作精神心理治疗或方法指导，方易收效。虚证不能射精者，可按上述肾虚不育的原则治疗。相火过旺者，多见口干舌燥尿黄便结、舌赤苔黄、脉弦有力等候，治宜清热益阴泻火，可用知柏八味汤加牛膝、滑石、王不留行、香附。肝经火旺者用龙胆泻肝汤加牛膝、青皮、石菖蒲等以泻热通络。

结　语

不孕不育症原因复杂，治疗上既无定法，也无定方，必须查清双方的情况，明确原因，辨证施治，并须配合精神心理的开导，才易奏效。

妇女首先着重调经。经调然后子嗣。"调经之要，贵在补脾胃以资血之源，养肾气以安血之室"（《景岳全书·妇人规》语），脾肾健旺，不仅足以调经，也是调治不孕不育症的基础。男子须令肾气旺盛，阴精充沛，"养精之法有五：一须寡欲，二须节劳，三须息怒，四须戒酒，五须慎味"（《妇科玉尺》语）。男子节欲为第一要义，古人谓"寡欲多男"，有些夫妇离开半年左右，往往便能孕育，所谓男精壮而女经调，有子之道也。女方除调经以外，最忌精神忧郁及思想紧张，愈是念子心切，却愈难孕育，必须心情舒畅，泰然处之，情意欢乐，才易成孕。故精神心理调摄，极为重要。

不孕症妇女除输卵管阻塞及癥瘕以外，男女皆以肾虚者较多，阴损可以及阳，阳损可以及阴，气病可以及血，血病可以及气，故对于虚证患者，往往要阴阳气血俱补，但应按不同之

54

体质进行辨证，处方用药应当有所侧重。张景岳说："善补阳者，必于阴中求阳，则阳得阴助，而生化无穷；善补阴者，必于阳中求阴，则阴得阳升，而泉源不绝。"这是根据阴阳互根、阴阳相长之理而言。故处方用药时，应注意阴阳主次配伍，使滋而不腻，温而不燥，以达到相得益彰之效。不孕不育症也有实证，女方如瘀阻胞络、输卵管不通、肝郁不舒，以致月经不调等；男子因相火过旺而不排精，或前列腺炎而致不育，俱属实证，均暂不宜补。其中亦不乏虚实夹杂者，则应分清先后缓急，或先攻后补，或先补后攻，这要在临证时灵活掌握。

　　不孕不育症属慢性疾患，且一月只有一次受孕机会，故宜耐心调治，一般以三个月为一疗程，往往要经过两三个疗程，才可收效。务令患者有思想准备，不宜急于求成。

55

经行吐衄的证治

经行吐衄是指经前一二天或正值行经时出现周期性之口鼻出血，量或多或少，月经干净后大多症状消失。本病患者往往月经量减少，故中医过去称为"倒经"或"逆经"，主要认为是肺胃有热，或肺胃阴虚，阴虚生内热，挟冲气上逆所致。西医以前有称之为"代偿性月经"者，现在认为是子宫内膜异位于上部粘膜的关系。我国妇科书多有论述。早在宋《妇人大全良方·月经绪论》中已有简要的述及："若遇经脉行时，最宜谨于将理，将理失宜……若恚怒则气逆，气逆则血逆……若怒极则伤肝，而有眩晕、胁痛、呕血……"明代《本草纲目》论月水复有变常时说："有行经只吐血、衄血或眼耳出血者，是谓逆行。"清《女科经纶》引叶以潜之说云："有月经上行口鼻者，是火载血上行，气之乱也。"近代《沈氏女科辑要笺正·月经异常》中说："倒经一证，亦曰逆经，乃有升无降，倒行逆施，多由阴虚于下，阳反上冲，非重剂抑降，无以复其下行为顺之常，甚者且须攻破，方能顺降，盖气火之上扬，为病最急，不可认作无病……若倒行频仍，则其后将诸病蜂起，即生大变矣。"综合各家之说，对经行吐衄之病因、病机，不外血热上冲、肝气郁结或阴虚所致，治法不外清热、解郁、养阴、降逆。病轻者衄血不多，病重者可大量出血，甚至休克。余曾治一重证之经行吐衄。患者蔡某某，25岁，未婚，工人。13岁月经初潮，其后周期基本正常，但有痛经史。自23～24岁曾有几次经前少量鼻衄，3个月前在经前期下夜班午睡后，突然从口鼻大量出血，达2000毫升，色鲜红夹有血块，在某医院急诊时输血600毫升，并经注射止血药物和填塞鼻腔等处理,但亦持续 6 天才止,住院 18 天经五官科及内科会诊,均排除属于该两科的病变,诊为属妇科之"倒经"。出院后两次月经期均有鼻衄,但不如前次之多,后经该院五官科主任介绍来我院诊治。自大出血后月经周期不定,身体疲倦,睡眠欠佳,来诊时正值月经来潮,两三天来均有少量鼻衄,经量不多,经色深红,有轻度痛经,纳差,面色晦黄,唇黯,舌色黯尖稍红,边有瘀点,苔白微黄而腻,脉弦滑。诊为肝郁化火、火气上逆兼有瘀湿壅滞之经行吐衄。治宜引血下行兼清热化瘀滞。处方:丹参 12 克,怀牛膝 15 克,黑栀子 12 克,生地 25 克,芍药 15 克,山楂子 15 克,郁金 10 克,桃仁 12 克,香附 9 克。基本以上方为主,以后曾用丹皮、桑寄生、青皮、茯苓、藿香等药加减出入,经过三个周期的调治,经行吐衄已基本控制,但周期前仍自觉喉间有血腥气味,惟无出血。后改用二至丸合北沙参、淮山药、丹参、牛膝、黑栀子、茯苓等滋阴健脾降血之法调治,其后经前喉部血腥气味已无,经量亦渐复正常,追踪近一年未再复发,并知婚后已获孕育。

　　本例经前衄血如此之多,乃属少见者,用药始终以丹参、牛膝、黑栀子、生地为主,盖以丹参、牛膝引血下行,生地养阴清热,黑栀子清热止血,并佐以化瘀解郁行气之品,使经行畅利,冲脉不致上逆,则经行吐衄自可缓解。患者虽曾大量失血,但始终未用芎、归以补血,亦未用参芪以补气,因芎、归温行动血,参、芪升提,对冲气夹热上逆而致经行吐衄不利,后用益阴健脾之品以调治,则失去之血亦可逐渐资生,且控制了吐衄之失血途径,人身之气血亦可自行恢复,故婚后且能孕育也。

57

痛经的证治

凡与月经周期有关而出现以明显之下腹部疼痛为主，不论痛在经期、经前、经后或两次月经之间，有规律地发作者，均属痛经范畴。

痛经以青年女子为多见，但亦可见于中年妇女。如初潮后即有痛经历史，经年不愈者，称为原发性痛经，多因子宫发育不良，冲任不盛所致；若原来本无痛经史，其后或因流产（包括人工流产）、或因生活不慎（如经期游泳、经期房事等）因而导致痛经者，称为继发性痛经。

痛经以发生在经前、经初为多，但亦可见于经后或两次月经之间。本病有轻有重，轻者仅于月经来潮之第一二天有短暂之腹痛，仍可勉强忍受或服些止痛药物即止；重者剧痛难忍，痛连腰骶，并伴有恶心呕吐、冷汗淋漓、手足逆冷，甚或昏厥。至于经前或经期仅有小腹轻微胀痛，不久即自行缓解者，则是正常现象，不属痛经病范围。

一、鉴别诊断

妇科急性下腹痛之症不少，常见者有下列几种，应注意诊别。

1. 癥瘕痞块之疼痛
（如肿瘤蒂扭转、破裂、变性等）

除有癥瘕史可查及扪诊外，往往突然发作，过去并无明显之周期性痛经史，此次发作时亦与月经周期无关。

2. 腹腔内出血（如异位妊娠破裂）

异位妊娠破裂之腹痛，多有停经史及妊娠资料可查，孕后可有一侧少腹隐痛，至停经两个月左右时突然腹痛如撕裂，剧痛难忍，伴面色苍白、冷汗淋漓、手足厥冷、阴道少量流血、腹部胀满，或伴有恶心呕吐。但亦有无明显停经史即发生异位妊娠破裂者。特别要注意个别患者有意隐瞒病史的可能性。

此外，卵泡破裂或黄体破裂也可致腹腔内出血而出现突发性下腹痛。前者多发生于月经周期的中段，后者则发生于经前或妊娠早期，一般有诱因可查，如性交、剧烈运动或腹部挫伤等。

3. 热邪壅聚胞中（如盆腔急性感染）

除腹部胀痛并有灼热感外，多伴有高热烦渴等热证表现，可有带下增多等。

上述几种妇科痛症，均与月经周期性发作无甚关系，应详加鉴别。至于其他内、外科之腹痛，如肠痈、胃肠出血等，亦需注意诊别。

《二、病因病机》

月经与脏腑、血气、冲任有密切关系，若能互相协调，脏腑安和，血气流畅，经络通利，则月经的期、量、色、质均可正常，自无痛经之患。倘一有滞碍，则月经不能顺利疏泄，子宫受到脏腑阴阳血气失和的激惹，因而发生疼痛。古人概称为"不通则痛"，这多属实证；月经不能顺利疏泄，固可腹痛，但亦有经血愈多而痛愈剧或经后才痛者，此则由于胞脉失养，冲任空虚所致，这属于虚证。故痛经有实有虚，或虚中夹实，未可概以实证论治。

实证之中，又以气滞、血瘀、寒凝为多见，但亦可因血热壅阻而致者。盖气滞则血滞，血滞则成瘀；寒主收引，使血脉凝泣不通；热邪亦足以灼烁津血，使阴血浓、粘、凝、聚。凡此均属于不通则痛之机理。故行气、活血、去瘀、温经、散寒、凉血等法，为治疗痛经所常用。虚证之中，则以血气虚弱为主。亦有由于体质禀赋不足，而兼气滞血瘀致痛者，乃本虚标实之证，宜区别标本缓急按法治之。《景岳全书·妇人规》云："经行腹痛，证有虚实，实者或因寒滞，或因血滞，或因气滞，或因热滞；虚者有因血虚，有因气虚。然实痛者多痛于未行之前，经通而痛自减；虚痛者于既行之后，血去而痛未止，或血去而益甚。……但实中有虚，虚中亦有实，此当于形气禀质兼而辨之。"这对于寒热虚实均可导致痛经之理，论述较为明确。

三、辨证论治

1. 气滞血瘀证

临床表现：多于经前有小腹或乳房胀痛，情绪抑郁，胸胁苦满。每于行经之初则下腹胀痛明显而拒按，或连及肛门亦胀坠而痛；经量不多或行而不畅，经色紫黯而夹有血块，血块排出后则疼痛暂行缓解，舌质黯滞或舌边有瘀斑，脉沉弦。

治法与方药：治宜行气活血，化瘀止痛。可选用膈下逐瘀汤加减、田七痛经胶囊、失笑散等。

（1）膈下逐瘀汤（《医林改错》方）：延胡索、乌药、枳壳、香附、当归、川芎、赤芍、桃仁、五灵脂、红花、丹皮、甘草。

本方以延胡索、乌药、枳壳、香附行气以止痛，川芎、当归、赤芍、丹皮活血调经，桃仁、红花、五灵脂化瘀，甘草和诸药以缓急。气行则血行，活血则经血运行畅利，化瘀则可促进瘀血之排出与吸收，全方可使血气和调，标本并治，以收止痛之效。本方不仅于经前或行经时可服用以止痛，经净后亦宜用本方加减化裁调治，以 3 个月为一疗程，方能根治。

加减法：经量过多者可加益母草、山楂炭；经量过少者，可加牛膝、丹参。

（2）田七痛经胶囊（自制方·已投产）：田七末、醋炒五灵脂、蒲黄、延胡索、川芎、小茴香、广木香、冰片。

用法：每日 3 次，每次 3～6 粒。

本方曾用治 251 例痛经，包括轻、中、重型，有效率达 89.2%，经动物急性毒性试验（LD_{50}）证明无毒性，又经动物镇痛试验，证明其镇痛效应与解痉作用有关。

（3）失笑散（《太平惠民和剂局方》方）：五灵脂（酒研）、蒲黄（炒香）等分为末。每服二钱，先用醋调成膏，再用水煎，食前热服。

2. 寒凝血瘀证

临床表现：多见于继发性痛经。除体属阳虚者外，如过食寒凉冰冷之品，或长期生活于空调纳凉之处，可为本证诱发因素。证见小腹冷痛或疠痛，得热则舒，畏寒，四肢不温，严重者可见面色苍白，恶心呕吐，冷汗淋漓，四肢逆冷，甚或昏厥。经量偏少，经色淡黯而有血块，或如黑豆汁。舌苔白润，舌质淡黯，脉沉弦而迟或沉紧。

治法与方药：治宜温经散寒，活血化瘀止痛。可选用少腹逐瘀汤加减或良方温经汤化裁。

（1）少腹逐瘀汤（《医林改错》方）：干姜、肉桂、小茴香、五灵脂、蒲黄、没药、延胡索、川芎、当归、赤芍。

本方以干姜、肉桂、小茴香温经散寒，川芎、当归、赤芍活血，五灵脂、蒲黄、没药、延胡索化瘀止痛。寒散则温通，瘀去则血行，寒瘀既去，则痛止而神复，痛经便可缓解。

加减法：恶心呕吐者，去没药加半夏、吴茱萸；昏厥者先针刺人中，灸足三里、三阴交。

（2）良方温经汤（《妇人大全良方》方）：肉桂、牛膝、莪术、当归、川芎、芍药、丹皮、人参、甘草。

本方以肉桂温经，当归、川芎、芍药、丹皮活血，莪术行血破瘀攻积，牛膝行血通经，人参、甘草益气和中，扶正以祛邪，寓补于攻，以免耗损正气。

加减法：疼痛明显者，可加入延胡索，并用田七末冲服；恶心呕吐者，可加入生姜、半夏；包块明显者，加入三棱。

3. 血热壅阻证

临床表现：经前小腹疼痛拒按而有灼热感，或平时亦有小腹疼痛，经来则痛甚。经色深红，经质稠或夹有小血块，行而不畅，或伴有发热、大便干结、溺黄赤，舌红苔黄，脉弦数有力。

治法与方药：治宜清热凉血，通经止痛。可选用血府逐瘀汤加减，或清化饮加减。

（1）血府逐瘀汤（《医林改错》方）：生地、柴胡、牛膝、当归尾、川芎、赤芍、红花、桃仁、枳壳、桔梗、甘草。

本方以生地、赤芍、红花、柴胡清热凉血，归尾、川芎、牛膝活血行血，桃仁化瘀，枳壳行气，桔梗据《甄权本草》谓其有破血去积气之功，不独为祛痰也。

加减法：月经过多者，可去川芎加入益母草、地榆；月经过少者，加入丹参、丹皮。

（2）清化饮（《景岳全书》方）：生地、芍药、黄芩、丹皮、麦冬、石斛。

本方以生地、芍药、黄芩、丹皮凉血清热，麦冬、石斛益阴，血热得清，经行畅利，则痛自止。

加减法：为了增强其止痛作用，可加入香附行气以止痛，或冲服田七末。

4. 精血亏损证

临床表现：虚证之痛经，一般不如实证之疼痛严重，而且多痛于行经之后，往往经量愈多而痛愈甚，以去血之后，冲任及胞宫失于濡养，故痛。经色多淡红而质稀。除腹痛外，每伴有腰酸倦怠、神疲头晕等候。舌淡胖，脉细弱。

治法与方药：治宜补益血气，滋养肝肾，可用归肾丸合四君子汤加减，或用调肝汤化裁。

（1）归肾丸（《景岳全书》方）：当归、熟地、杞子、山萸肉、淮山药、杜仲、菟丝子、茯苓。

（2）四君子汤（《太平惠民和剂局方》方）：人参、白术、茯苓、炙甘草。

归肾丸方中之当归、熟地、杞子养血，杜仲、菟丝补肾，淮山药、茯苓健脾，山萸肉滋养肝肾，四君子汤补气健脾。两方合用可以补益气血，填补肝肾以治本。

加减法：为了避免熟地之滋腻及加强止痛作用，可加入砂仁、木香以行气醒脾止痛。

（3）调肝汤（《傅青主女科》方）：当归、白芍、山药、山萸肉、巴戟、阿胶、甘草。

方中当归、芍药养血柔肝，巴戟、山萸肉补肾养肝，阿胶滋阴益血，山药健脾养胃。

5. 阴虚夹瘀证

临床表现：每于经前十多天即两次月经之间便开始腹痛，两三天后缓解，至月经来潮时又痛，呈波浪式。经色鲜红夹有小血块，平时烦躁易怒。本证因肝肾阴不足，由于排卵期间胞脉之阴阳消长，从阴转阳，阴分受阳气之冲激，故尔腹痛。行经期间阴血外泄，血少不足以濡养胞宫，故亦作痛，加以夹有瘀滞，故疼痛明显。舌色淡黯，脉弦细。

治法与方药：治宜滋养肝肾为主，佐以活血化瘀。可用六味地黄汤合二至丸、失笑散加减。

（1）六味地黄汤（《小儿药证直诀》方）：地黄、山萸肉、淮山药、茯苓、丹皮、泽泻。

（2）二至丸（《医方集解》方）：女贞子、旱莲草。

（3）失笑散（见前）。

本方以六味地黄汤滋养肾阴，二至丸养育肝阴，失笑散化瘀止痛，三方配合，具有标本并治之妙。

四、典型病例选介

1. 珍妮特，34 岁，已婚，英国人，外语教师。

临床表现：原发性痛经 19 年，每于来经时剧痛 2 小时左右，必须用止痛针药。确诊为子宫内膜异位症，两年前曾在英国手术治疗，术后痛经稍减，但未痊愈。经量较多，持续时间七八天，夹有血块。平时白带较多而质稀，胃纳欠佳，舌淡黯，脉沉细迟缓。

诊为寒凝血瘀之痛经。治宜温经散寒，活血化瘀，用少腹逐瘀汤加减。

处方：小茴香 10 克，桂枝 12 克，干姜 5 克，五灵脂 10 克，蒲黄 9 克，当归 12 克，川芎 10 克，芍药 15 克，乌药 15 克，苍术 9 克，鸡内金 10 克，谷芽 30 克。每日一剂。另服田七痛经胶囊，每日 3 次，每次 3 粒。

服药七天后，月经来潮，经量较前减少，持续时间也缩短，腹痛消失，亦无其他不适。她再诊时说，十多年来月经来潮从未有这次舒适，称赞中药是"魔水"。

2. 梁某某，32 岁，未婚，音乐工作者。

临床表现：痛经十多年，每于经前十多天相当于排卵期便疼痛一两天，腹痛难忍，需卧床休息及服止痛药，至月经来潮前又再痛，月经干净后逐渐缓解。经色黯红，夹有小血块，经量不多，大便干结，形体消瘦，烦躁易怒，舌黯红，脉弦细。

诊为肝肾阴虚夹有瘀滞之痛经。治宜滋养肝肾，佐以化瘀。用六味地黄汤、二至丸合失笑散加减。

处方：生地20克，山萸肉15克，丹皮12克，山药20克，泽泻15克，女贞子15克，旱莲草15克，五灵脂10克，蒲黄9克，丹参15克，穿山甲12克，乌药15克。

守上方以白芍、香附、青皮、桃仁、鸡血藤等药出入，经过三个周期的调治，周期性腹痛已减大半，不需服用止痛片，现仍继续调理。

结　　语

寒、热、虚、实均可导致痛经，但以实证居多且较严重，其中以气滞血瘀、寒凝血瘀为多见。这两个证型，含现代医学之子宫内膜异位症。取活血化瘀法，具有较好的效果。因活血化瘀可以改善微循环和血液流变学性质，促进增生性病变的转化，但须坚持治疗一段时间，不仅痛时要治疗，平时也应服药调治，才能彻底治愈。至于虚实夹杂，则要标本并治，使能改善体质，疗效才能巩固。

痛经一般多能治愈，但除药物外，应配合心理治疗。令患者心情不要紧张，精神上勿受以往痛经的条件反射影响。还应少食寒凉冰冷之品，尤其在月经期间。为了预防痛经，经期不要游泳；计划生育应采用避孕方法，尽可能不要依赖于人工流产；月经期间必须禁止房事。这都是预防痛经所需注意者。

闭经的调治

闭经一证，其病机有虚有实，其证候错综复杂，临床上往往取效较慢，或病情反复，是妇科比较难治之证。

现代医学将闭经分为原发性和继发性两类，前者是指女子年逾 18 周岁而月经从未来潮，后者是指女子行经之后，又停闭 3 个月以上者。原发性闭经常为先天禀赋不足所致，其中有子宫发育不良、卵巢功能不全、生殖道畸形等，部分患者可发现有染色体异常；继发性闭经常由月经后期、稀发、量少等发展而成，或因流产、刮宫不当，过度损伤子宫内膜所致，有些是卵巢功能早衰，亦有因贫血、结核病或其他慢性病影响者，此外，惊恐、忧郁、悲伤过度、外伤等均能导致闭经。

由于闭经的病因比较复杂，临证时应注意详细询问病史，了解其起因及病情发展过程，还要作必要的检查，了解生殖道的发育情况、有无畸形等。因有些生殖器畸形可以通过手术得到纠正，而无阴道、无子宫或染色体异常所致的卵巢无能等，则目前尚无有效的疗法，如确诊为此类闭经，则不宜浪费药物和时日了。

闭经的病机有虚有实，亦有虚实夹杂着。虚证为血海空虚，来源匮乏，仿如壶中乏水，虽倾倒亦无以泻出；实证由邪气壅阻，如壶中虽有水，但因壶中为异物所阻隔，水亦不能泻出。月经的产生，主要在于肾气－天癸－冲任－子宫的相互作用和协调，同时与心、肝、脾、肺以及气血的整体协调也有关系，并具有定期藏泻的规律。在月经的调节机理中，肾起着主导的作用。《素问·上古天真论》说："女子七岁，肾气盛，齿更发长；二七而天癸至，任脉通，太冲脉盛，月事以时下……"

又说："肾者主水，受五脏六腑之精而藏之，故五脏盛，乃能泻。"子宫的藏泻受肾脏藏泻、肝脏疏泄的支配，必须先藏以达到盛满，然后才能泻。月经的主要成分是血，心主血脉，脾主统血和生化气血，肝主藏血并主疏泄，故月经之定期来潮，又有赖于脏腑及整体的协调，而主要着重于肾气（包括肾阴肾阳）之是否充盛。闭经之病机，多因肾气不充，"天癸"这种无形之水（微量之体液）不至，任脉不通，冲脉不盛，胞脉不充，这是临床上较多见的一种类型。除肾虚经闭之外，还有因脾气虚弱而不能生化气血，或亡血暴脱而致血海空虚，无余可下者，古称血枯经闭。这都是虚证闭经的机理。此外，亦有因心气不得下通；或肝气郁结而不疏泄；或气滞血瘀而阻隔胞脉、胞宫；或痰湿凝聚以致胞脉不通，这是实证及虚实夹杂证的机理。

肾虚经闭的主要证候是月经由稀少而逐渐闭止，或素未来经，带下极少而致阴道干涩，腰膝酸疼，或见身体发育差、子宫细小。偏阳虚者可见面色晦黯，眼眶黑或面额有黯斑，小腹空冷，四肢不温，舌淡黯，脉沉细；偏阴虚者可见面色潮红，五心烦热，消瘦，舌嫩红少苔，脉细数等。

七情郁结者常有明显的肝郁证候，如烦躁易怒，胸胁或少腹苦满，脉弦。或心悸怔忡，惊惕失眠，眩晕。这类患者常有精神创伤史可查。

血瘀经闭者多为突然闭止，闭经前常有流产、刮宫、产褥感染或流产后感染史，主要证候为小腹周期性疼痛、拒按，且逐月加重，甚者可有低热，舌紫黯，脉弦。这类患者应注意与早孕相鉴别。

痰湿凝聚而闭经者，体形多虚胖，胸闷，痰涎增多，倦怠，纳呆，面色苍白或黄晦，或毛发浓密，体毛增多，舌苔白腻，脉沉滑。

调治之法，主要针对不同的病机。一般来说，虚证或虚实

67

夹杂者当以调理肾肝为主，而肾阴是月经的主要化源，故滋益肾阴，乃调治闭经之要着。必待肾阴充盛，天癸依期而至，才能使冲任、血海旺盛，经血下行。但由于月经具有明显的节律性，是一个周期性藏泻交替的过程，如肝气之疏泄不利，亦足以障碍月经之通调。正如《傅青主女科》谓："经水出诸肾，而肝为肾之子，肝郁则肾亦郁矣。"故调补肾阴，亦应因时制宜，在滋肾养血之中，适时佐以舒肝解郁行气之品，并引血下行，予以利导，使经血得以通行。而在一月之中，阴血的消长也有其节律，则治法上的补与攻亦应循其消长规律。《素问·八正神明论》曰："月始生，则血气始精，卫气始行；月郭满，则血气实，肌肉坚；月郭空，则肌肉减，经络虚，卫气去，形独居。是以因天时而调血气也……月生无泻，月满无补，月郭空无治，是谓得时而调之。"故滋肾养血宜在阴历月的上半月（即初一至十五）进行，活血通经宜在下半月进行，以顺应阴血盛衰的节律，则疗效更好，这也是因时制宜的具体运用。

滋肾养血，可选《景岳全书·新方八阵·补阵》之归肾丸加减化裁作为第一方。该方以菟丝子、熟地、杜仲调补肾气，山萸肉、当归、枸杞子养肝益血，佐以山药、茯苓健脾益气。它是以补肾为重点而又兼顾肝脾的要方。此方可连续服用22天左右。继用《新方八阵·因阵》之调经饮加丹参、川芎行气疏导，引血下行。方中以当归、川芎益血活血，香附、青皮行气舒肝，山楂、丹参活血化瘀，牛膝引血下行，茯苓健脾渗湿，为行气活血通经之方。此方作为第二方，接上方连服7天左右。兼有热者，再加丹皮、赤芍；兼寒者，加桂枝、小茴香；兼瘀滞者，加刘寄奴、桃仁、红花。停药数天后，如月经仍未来潮者，可再重复以上两方，继续调治。这种先补后攻的治法，一般要反复三四次，才易收效，因虚证闭经往往迁延日久，非短时可以取效也。

偏肾阳虚者，则应在滋养肾阴的基础上加入温肾壮阳的药物，但又不可一味补阳，因肾阳依存于肾阴，是以肾阴为物质基础的。正如张景岳在《景岳全书·新方八略》中说："善补阳者，必于阴中求阳，则阳得阴助而生化无穷。"故调补肾阳，应不忘于肾阴。可选用促排卵汤作为第一方。本方以菟丝子、熟地滋养肾阴，熟附子、淫羊藿、巴戟温肾壮阳，当归、杞子养血益肝，党参、炙甘草健脾补气，全方既兼顾了肾、肝、脾三脏，又在益阴的基础上重点温补肾阳，使真阴生而真阳长。经动物实验表明，本方具有改善卵巢、子宫的血液循环及内分泌功能、促进排卵等作用。

因七情郁结而致闭经者，应兼用心理治疗，注意情志疏导，解除其思想负担，以免影响疗效。属肝郁者，可用逍遥散加减，以轻剂调之；若心肾不交，心气不得下通者，可在归肾丸基础上加柏子仁、桂圆肉、石菖蒲、远志等以交通心肾。

属血瘀证者，治宜去瘀通经，可用桃红四物汤，如偏于寒瘀者，用《良方》温经汤，即以桂枝温通经脉，当归、川芎、赤芍养血活血，莪术、丹皮活血祛瘀，人参、甘草补气和中，牛膝引血下行。惟去瘀通经之剂不宜久用，一般用 7 帖左右即可。祛瘀药的剂量，如桃仁、红花、莪术之类，亦应因人而异，根据体质的强弱和瘀滞的程度而决定剂量的轻重，不可过用以致伤正。此外，山楂肉、鸡内金等消导药也有化瘀通经的作用，且药性平和，可适当配入上述方剂中，山楂用量可稍大，一般用至 30 克或 50 克，但有胃、十二指肠溃疡、胃酸过多者则不宜用。

属痰湿凝聚者，治宜化痰燥湿，佐以健脾养血，可用苍附导痰丸加减，即以法夏、胆南星、陈皮燥湿化痰，苍术、云苓健脾去湿，枳壳、香附行气，神曲导滞，生姜、甘草和中。但方中缺乏血分药，可适当加入，如当归、川芎、丹参、鸡血藤之类，调治半月左右，则入牛膝、刘寄奴、泽兰之类以活血通经。一般亦需反复几次，疗效才显。

69

　　闭经的调治，除辨证要准确外，因时用药很重要，适时攻补，补与攻交替进行，是治疗闭经关键的一着。尤其是对于虚证患者，切不可以见血为快，妄行攻伐。治疗期间如见白带增多，则为佳候，是阴精渐复之征，不必加以固涩。此外，初见疗效之后，亦应注意巩固疗效，一般在通经后仍需继续调治两三个月，使之建立正常的月经周期。

崩漏的证治

崩漏，乃经血非时而暴下不止或淋沥不尽之谓。《景岳全书·妇人规》说："崩漏不止，经乱之甚者也。盖乱则或前或后，漏则不时妄行。"崩与漏虽统属一病，但二者的表现却有不同，《诸病源候论·妇人杂病诸候二》中对此已有区别，故云："血非时而下淋漓不断，谓之漏下"；经血"忽然暴下，谓之崩中"。崩漏的主要病机则是冲任不固，使月经失其常度，非时妄行。往往是血崩与漏下交替发作，迁延难愈，故本病为妇科危急重证之一。

崩漏的证候与西医所云之功能性子宫出血相类，它主要是身体内分泌功能失调而引起的子宫出血，而生殖器官并无明显的器质性病变，故诊治崩漏时，应首先区别于妊娠、癥瘕、外伤等引起的阴道下血，才能作出正确的诊断和有效的治疗。

妊娠早期的阴道下血，如胎漏、异位妊娠等有时因无明显的停经史和妊娠反应，或虽有短期停经史，但患者素有月经不调，或正值产后哺乳期，或病人已采取避孕措施（如上环、避孕套、结扎等）则容易忽略妊娠的可能，以其反复阴道下血而误作崩漏。尝见一患者适产后六个月，仍哺乳，于产后三个月时曾有一次月经来潮，其后四十余天又有阴道下血，量少，淋沥廿余天仍未止，在工厂医疗室按月经病治疗，屡用止血剂而未效。来我院就诊时实习同学因其下血廿余天，未询及上次月经时间便拟诊为崩漏，审阅其病案见月经史未备，乃复询患者，并作了有关检查，证实为妊娠，后来作了人工流产。这类例子很多，如不详细询问病史及作必要的检查，往往会贻误病情。

71

　　癥瘕之出血有时亦会与崩漏混淆，尤其是癥块尚小，不易查及，则容易漏诊。如早期的子宫粘膜下肌瘤、子宫腺肌瘤、子宫内膜息肉，或宫颈肌瘤、宫颈癌、严重的宫颈炎等均可致不规则的阴道下血，有时单凭一般的检查尚难发现，则需借助现代的仪器设备，如 B 型超声波、宫腔镜等以协助诊断。

　　外伤所致的阴道下血多来势急猛，且有外伤史可查，一般不难诊断。但有些患者有意隐瞒性生活史或羞于告人，不能从实相告，故也要注意。对疑为外伤出血者，应耐心引导其陈述病史，并作适当的检查。

　　崩漏的病因病机较为复杂，有虚有实，或虚实杂见，但以虚证为多。《素问·阴阳别论》云："阴虚阳搏谓之崩。"人体之阴阳二气是要相对平衡的。按阴阳消长之理，阴虚可致阳亢，则阴虚是本，阳亢是标。阳搏，即阳气搏结，乃比较亢进之意。故李东垣解释说："妇人血崩，是肾水阴虚不能镇守胞络相火，故血走而崩也。"《沈氏女科辑要笺正·血崩》也说："崩中一证，因火者多，因寒者少，然即使是火，亦是虚火，非实火可比。"既非实火，而是虚火，乃真阴亏损所引起，与邪热炽盛者不同。因肾阴虚而致肝阳偏亢，冲任不固，经血妄行。若体质偏于阳虚或久病伤肾，肾阳不足者，亦可因命门火衰不能温煦脾阳，使脾不统血而致崩漏。崩漏日久，离经之血壅阻胞脉，则可致瘀，使新血不得归经，淋漓而下。

　　崩漏既以虚证较多，故治法多以补虚为主，或先去其实，后补其虚，或攻补兼施。如有热者，宜于益阴之中，佐以清热之品。因实火者少，故一般不宜用苦寒泻火之药。《傅青主女科·血崩》亦说："必须于补阴之中行止崩之法。"古人这些意见，乃属经验之谈，对临床具有重要的指导意义。若有瘀者，则于养血活血之中，兼化瘀生新之药。

　　血崩一证，不论夹热、夹瘀，总以冲任不固气不摄血为主要病机，故在大出血期间，应着重补气以摄血，兼顾其热或瘀。《医宗金鉴·妇科心法要诀》说："若去血过多，则热随血去，当以补为主。"因下血量多，热随血去，气随血泄，即使为阴虚血热而致崩者，经大量出血后，一般都有不同程度的气虚表现。故止血必先固气。余常以自拟之滋阴固气汤为基础加减化裁。方中以菟丝子、山萸肉滋补肝肾，党参、黄芪、白术、炙甘草健脾补气，阿胶、鹿角霜固涩止血，何首乌、白芍养血和肝，续断固肾。全方兼顾了肾、肝、脾三脏，既滋阴，又补气，具有较好的止血效果。如暴崩不止，阴阳两虚者，亦可加棕榈炭、赤石脂、炮姜炭，并重用参、芪、术以益气摄血。同时艾灸隐白（双）、大敦（双）、三阴交（双）。隐白、大敦可交替灸治，每日 3 次，每次悬灸 20 分钟或麦粒灸七壮，以收止血之效。如经血黯红、有血块，下腹疼痛者，为夹瘀之象，可加益母草、蒲黄炭以祛瘀止血。出血缓解后，应重在固肾以治本，可减轻补气健脾药，而以仙灵脾、巴戟、杜仲、补骨脂、杞子等出入其间，以补肾养血。通过补肾可促进其正常排卵，俾能恢复其月经周期，其病可愈。

漏下一证，则往往是肝肾阴虚，相火内动而致，或夹瘀滞，或兼湿热。一般表现为经血非时而下，时下时止，淋漓不净，经色鲜红，或夹有小血块。因阴血难以速生，故止漏较之止崩更感困难，且病情易于反复。治漏之法，主要是滋养肝肾，兼清虚热或祛瘀。可用左归饮合二至丸加减。夹瘀滞者加益母草、茜根炭；兼湿热者加蚕砂、黄芩（炒）；心火亢盛烦躁失眠者加五味子、柏子仁、何首乌；偏于肾阴虚而无明显瘀热表现者加菟丝子、鹿角胶。出血停止后当以柔肝固肾为主，以调整月经周期。

崩漏为妇科常见的血证，治疗常需用理血药。但在不同证型与不同阶段，药物的选择应有所不同，才能取得较好效果。血分药中有补血、活血、凉血、止血等不同。补血药有走而不守者，如当归、川芎是矣；亦有守而不走者，如熟地、首乌、

73

桑寄生、黄精是也。因此，在出血期间，一般不宜投走而不守之类，以免辛温动血，增加其出血量。而在出血停止后，若月经届期或逾期不来者，则可适当选用当归或川芎，以助血行而促其来潮。来潮之后，亦以不用为佳。在止血药中，有凉血以止血者，如丹皮、地榆、焦栀子、藕节之类；温经止血者如炮姜炭、艾叶、鹿角霜、破故纸之类；养血止血者，如岗稔根、地稔根、阿胶之类；益阴止血者如女贞子、龟板胶、旱莲草之类；祛瘀止血者如益母草、蒲黄、田七、大黄炭之类；固涩止血者如赤石脂、乌梅、五倍子之类。应分别证型而选用。惟炭类止血药不宜过多过久用于崩漏，以免过于凝聚，反而留瘀为患。

崩漏止血后的调理，着重促其正常排卵以调整月经周期，原则上以滋肾或温肾为主，结合其体质与兼夹，适当加以调治，这即古人称为"复旧"，乃固本之法也。

74

盆腔炎的中医治疗

盆腔炎为妇科常见病之一，主要是指女性内生殖器官，包括子宫、输卵管、卵巢及盆腔结缔组织、盆腔腹膜等因受病菌或病毒的感染而引致的炎症。如病变局限于输卵管、卵巢时，通常称为"附件炎"。临床上可分为急性期、亚急性期和慢性期。本病以下腹疼痛为主症，多伴有带下增多。急性或亚急性者兼有恶寒发热，且腹痛较剧；慢性者则经常下腹隐痛、腰痛，往往伴有月经不调、不孕或癥瘕等。

中医学向无盆腔炎之病名，往往根据其证候表现，归在带下病、痛经或癥瘕的范畴。而在《济阴纲目·调经门》中有"经病疼痛"之名，与本病颇相类。文中引用戴氏之言曰："经水来而腹痛者，经水不来而腹亦痛者，皆血之不调故也。欲调其血，先调其气。"并引丹溪之言曰："经水将来作痛者，血实也，一云气滞，四物加桃仁、香附、黄连。"盆腔炎的腹痛，往往不拘时日，不论平时或行经期均痛，故与只限于行经期或经前后而周期性发作之痛经当有区别。但从病机而言，亦多有血瘀和气滞的表现。西医所说的炎症，大凡红、肿、热、痛、功能障碍者均属之。而按中医的辨证，则不一定属热，其中有属热者，亦有属寒、属湿、属瘀者。有实证，也有虚实夹杂证，不可一概而论。

本病的发生，常有以下两方面的因素。一为正气之虚，如经期血室正开，为一月之虚；堕胎、小产或正常分娩后，气血耗损，子门未闭。二为外邪入侵，客于子宫、胞脉、胞络，如经期、产后生活不慎，月经或恶露未净而行房事，或盆浴，或游泳、涉水等；或流产（包括人工流产）、分娩、妇科手术消

75

毒不严，致感受邪毒。

邪毒蕴蓄于下焦，壅遏气机，以致气滞血瘀，阻滞胞脉、胞络，不通则痛，故本病多有腹痛。若感受湿邪，或寒邪凝滞经脉，使湿浊内生，则可致水湿流注于阴窍，带下增多。若邪毒炽盛，壅结于胞络，可酿成痈肿，以致憎寒壮热，下腹剧痛，甚至神昏谵语而成危候。若邪毒弥漫，累及大小肠者，可致壮热腹满，大便秘结，形成腑实之证。如急性期未能彻底治愈，可转入慢性期。但亦有些患者无明显的急性经过，就诊时已为慢性期者。由于邪气留恋，血瘀日久，以致邪瘀内结，形成痞块，则为癥瘕疢癖。因邪、瘀阻滞于胞脉、胞络，故可导致月经不调，难于孕育。

本病在临床上以慢性者为多见，往往迁延日久，反复发作。其治疗大法，总以活血化瘀行气为主，按辨证以施治。急性或亚急性发作者，多以清热解毒而祛邪为先；慢性者则以行气活血或温经通络为治。

急性盆腔炎多表现为下焦热毒证，其证候为壮热、恶寒、头痛、口干苦、烦渴，下腹剧痛拒按，或自觉小腹灼热，肛门坠胀不适，小便黄赤、频数、涩痛，大便秘结，带下增多，色黄质稠而臭秽，舌红，苔黄厚腻，脉弦数或滑数。

治疗原则当以清热解毒为主，佐以行气化瘀。可用蒿蒲解毒汤（自拟方）：青蒿（后下）12克，蒲公英30克，白薇20克，丹参20克，丹皮12克，赤芍15克，黄柏12克，桃仁15克，连翘20克，青皮10克，川楝子10克。每日1～2剂，复渣再煎，多次分服。

如大便秘结不通者，加大黄（后下）12克；恶心呕吐不欲食者，加鲜竹茹15克，藿香10克；小便刺痛者，加六一散20克；少腹痛结已成者，加败酱草30克，紫花地丁15克；如神昏谵语，四肢厥逆者，当急予紫雪丹或安宫牛黄丸救治，或采用中西医结合的方法进行抢救。

　　亚急性发作者常有慢性盆腔炎病史，证候表现与急性者相仿但程度较轻，多有湿热胶结的表现，如发热不甚高但缠绵难退，胸闷欲呕，大便不爽等。可在上方基础上加强去湿之药，以冬瓜仁30克、生苡仁30克、车前子15克等加减出入其间。待邪热清退后，可继续按慢性盆腔炎巩固治疗之。

　　慢性盆腔炎主要表现为气滞血瘀，经常下腹坠胀疼痛，或痛连腰骶，于月经前后加重，或劳累后痛甚。多伴有带下增多，月经不调，或痛经、不孕。妇检发现少腹包块，或组织增厚、压痛，有些还可发现输卵管阻塞或积液。舌色黯红，脉弦。

　　治疗原则以活血化瘀、行气止痛为主。可用丹芍活血行气汤（自拟方）：丹参20克，赤芍15克，丹皮10克，乌药15克，川楝子10克，延胡索12克，香附9克，桃仁15克，败酱草30克，当归9克。每日一剂，复渣再煎，分两次服。

　　如瘀滞明显者，腹痛较剧，可加五灵脂12克；偏于寒者，加小茴香10克，桂枝12克；体虚者，去桃仁，加首乌15克，鸡血藤20克；大便干结者，加生地25克；小便短涩者，加车前草30克，生苡仁30克；输卵管阻塞者，加青皮10克，路路通15克，穿破石15克或王不留行15克；腹部包块明显者，加莪术、三棱各10克。

　　慢性期患者除内服汤药外，尚可配合外治以提高疗效。其一是外敷下腹部，可用双柏散（大黄、黄柏、侧柏叶、泽兰叶各等分，共研细末）约60克，以开水和蜂蜜调匀，加热，敷贴于小腹或少腹部，每日换药一次，十天为一疗程。其二是药液保留灌肠，可用大黄30克，虎杖30克，丹参20克，蒲公英30克，枳壳12克，以水600毫升煎煮至200毫升，俟药液温度与体温接近时作保留灌肠，每天一次，十天为一疗程。也可用毛冬青灌肠液（单味，以干品60克为一次量）代之。

77

对于慢性盆腔炎的这些治法亦可用于治疗西医诊断为盆腔淤血症、盆腔子宫内膜异位症的患者。

盆腔炎的治疗大法是行气活血化瘀，而活血化瘀药物的选择则应因证、因人而异。一般来说，热毒炽盛时应着重清热解毒，此时除使用青蒿、连翘、黄柏等清解热毒外，宜选用蒲公英、败酱草等解毒之中并能消痈肿凉血祛瘀之品，且用量宜稍重。《本草纲目》云："败酱，善排脓破血，故仲景治痈，及古方妇人科皆用之，乃易得之物，而后人不知用，盖未遇识者耳。"兼有腑实见证者，当选大黄，取其急下热结并有活血祛瘀之功。至于丹参、赤芍之类，其性较为平和，则各阶段皆可使用。

盆腔炎以下腹疼痛为主要症状，故方剂之中往往配伍一些行气止痛之品。止痛药的选用亦要根据证型。热证者当取凉性药物，如郁金、川楝子之类；偏于寒者则取温性药物，如小茴香、乌药等。由于行气止痛药多属温性，故证型属热者，不宜过多选用温热的行气药，一是药味不宜繁杂，一般用一二味即可；二是药量不可过重，以免辛温助热。此外，有些行气止痛药兼有活血的作用，如郁金、延胡索；还有一些祛瘀止痛药，如田七、五灵脂、蒲黄。选用这些药物既可对证，又能对症，往往效果较好。

慢性盆腔炎经治疗好转或临床痊愈后，若遇过度劳累或身体稍虚弱时，便易于复发，因而在治疗中亦应注意扶正，不可一味攻伐，以致损伤正气。并可鼓励患者适当锻炼，或辅以气功、导引等，以增强体质，防止宿疾复发。

有些病人经治疗后盆腔检查已无阳性体征，亦能照常工作，但在安静休息时仍自觉下腹隐痛，活动时反无何不适，这种情况多为肝气郁滞，气机不利所致，多见于性格内向，多忧多虑的妇女，可用逍遥散或加丹、栀以疏解之，并给予情志疏导或暗示疗法，则症状自解。

　　总而言之，对盆腔炎的中医治疗不可拘于西医理论而固执成方定法，应因证因人，灵活施治，取效之后，更要加以巩固，以免病情反复。

乳癖证治

　　乳癖，亦称乳核或乳栗，《中国医学大辞典》云："乳癖即乳核，此由肝脾二经气郁而成，结核于乳房内，小者如梅，大者如李，按之坚硬，不移不动，核随喜怒消长，时时隐痛或不痛，皮色如常，形势虽小，不可轻忽，若耽延日久不消，轻则成乳劳，重则成乳岩，慎之慎之!"乳癖相当于西医所称之乳腺囊性增生病或乳腺纤维瘤。前者多发生于中年妇女，后者每发生于青年妇女，生于单侧或双侧乳房，于乳房之外侧或内侧可扪到一个或多个大小不等之结节或肿块，往往在月经前较为明显及胀痛，月经来潮后则减轻，大多数可活动，边缘清楚或不清楚，时间迁延日久，少数患者有恶变之可能，故宜及早调治。本病中医认为与肝、脾二经有密切关系，因乳房属足阳明胃经所属，乳头属足厥阴肝脉所经，若不知调养或忿怒郁闷，则脾失健运，肝经气郁，或寒痰凝结，以致乳房结节胀痛，经前由于冲脉充盛而未下泄，阳明为多气多血之腑，经脉未行，可横逆而上，故经前胀痛明显，结节增大，及月经来潮，血脉下行，气血得以疏泄，则乳房胀痛及结节减轻或消失。若不调治，每月反复发作，日久则病情可加重，甚或恶变成痈成癌，故宜及早处理。治法以舒肝解郁、行气散结为主，佐以活血健脾调经，方用逍遥散加减，常用方药如下：柴胡9克，当归10克，白芍20克，桃仁15克，青皮10克，郁金10克，海藻15克，生牡蛎25克，丹参20克，荔枝核15克（打），生苡仁30克，麦芽30克。方中用柴胡、白芍舒肝，青皮、郁金行气解郁，丹参、桃仁、当归活血化瘀，海藻、牡蛎、荔枝核（打）散结软坚，麦芽、苡仁消导，共奏散结软坚行气消胀之效。在

80

经前固宜服用，即在经后也应坚持调治，以 3 个周期为一疗程，方能彻底治愈。此方余用之屡获良效。

例如一姚姓妇女，36 岁，干部，曾生育一女孩，已 6 周岁，近一年间经前乳房胀痛明显，尤以右侧为甚，扪之双侧均有如串状大小不一的结节，小者如砂粒，大者如黄豆，月经来潮后则胀痛大减，结节也不如经前明显，月月如此，反复发作。西医诊为乳腺囊性增生，主张及早手术，惟患者欲服药保守治疗，因而来诊，询其月经周期尚属正常，经量亦中等，经色较黯黑，经来不甚畅利，持续六七天才净，经前烦躁易怒，睡眠、胃纳欠佳，舌色黯红，脉弦细，用上方治疗后，症状迅速好转，坚持 3 个月不断治疗后，乳房结节亦逐渐消失。

又有一陈姓青年女子，17 周岁，未婚，石油化工厂工人。半年前发现左侧乳旁有一大如栗子的肿块，扪之边缘清楚，可活动，压之不痛，月经基本正常，经前自觉肿块增大，余无特殊不适，西医诊为乳腺纤维瘤，主张手术切除，患者由于未婚，本人及其母均不愿作手术，要求用中药治疗，余亦以上方为基础加减治疗，持续两个月，肿块便消失，追踪半年未见复发，曾来信表示感谢。

81

更年期综合证的调治

　　妇女一般到 49 岁左右月经便逐渐断绝，此时肾气渐衰、天癸渐竭，生殖能力逐渐消失，是生理上的一个变化时期。中医称之为绝经期，西医则称为更年期。在这个时期，卵巢功能逐渐衰退，不再正常排卵，雌、孕激素的分泌亦明显减少，是妇女步入老年的标志。49 岁只是一个大概的平均数，绝经的迟早与地域、气候、民族、饮食、禀赋、生活环境等均有一定关系。在我国南方的都市，妇女往往延至五十二三岁才收经，但个别亦可在 40 岁左右便停经者，这与个人的体质有关。

　　在更年期，有些妇女因禀赋的差异和生活环境的影响，适在肾阴肾阳渐趋衰退之时，阴阳二气失却平衡，不能适应这个生理变化的过程而出现一系列证候，如面部烘热、烦躁、抑郁、失眠、头晕、耳鸣、神疲、汗出，或皮肤干燥、阴道干涩瘙痒等，统称为更年期综合证，或称绝经前后诸证。这些证候有轻有重，可夹杂出现，持续时间长短不一，短者一年半载，长者可达五六年之久。不仅影响其精神情绪，也妨碍生活和工作，有加以研究和调治的必要。

　　更年期综合证主要表现为虚证，即使有实证出现，也是本虚标实。其中较常见者为肝肾阴虚，表现为身面突然烘热，时作时休，发无定时，汗多，头晕，耳鸣，五心烦热，口干不渴，腰膝酸软，月经周期紊乱，先后多少不定，或数月一潮，或十多天又至，量少或多，或淋漓不断，阴道干涩，或烦躁易怒，或抑郁不解，心悸失眠。舌尖边稍红，少苔，脉弦细或弦细略数，重按无力。

　　其治则应为滋养肝肾，佐以镇摄安神。方药可用左归饮合

82

二至丸加仙灵脾、龟板、珍珠层粉。方中干地黄、山萸肉、女贞子、旱莲草、枸杞子可各取 15 克，淮山药 25 克，以滋养肾肝脾三脏之阴，龟板（先煎）30 克以潜阳镇摄，白茯苓 20 克以健脾安神，少佐仙灵脾 6 克以温养肾阳，乃滋阴不忘阳之意，亦即景岳所谓"善补阴者，必于阳中求阴，则阴得阳升而泉源不竭"之义。更入珍珠层粉 3 克（另用开水送服）以加强镇摄安神之功，生甘草 3 克以调和诸药。若失眠严重者，加酸枣仁 15 克，夜交藤 20 克；烘热、烦躁明显者，去珍珠层粉，改用珍珠母 30 克先煎；腰膝酸软甚者，加怀牛膝 20 克；五心烦热或午后潮热者，加地骨皮 15 克，小环钗 15 克；月经淋漓不止者，加益母草 30 克，川断 15 克；心情抑郁者，加郁金 10 克，佛手 10 克，白芍 15 克；头目眩晕明显者，加何首乌 30 克；血压偏高，头痛头晕者，加莲子心 10 克，怀牛膝 15 克；血脂偏高者，加山楂肉 12 克，五味子 10 克。

另一种类型为脾肾阳虚。表现为神疲体倦，形寒怕冷，或面目下肢虚浮，手指肿胀，心悸怔忡，欲寐，面色晦黯，月经失调而量多，带下清稀，便溏，夜尿多，下腹冷痛，腰膝酸疼，食欲不振，舌淡胖，脉沉弱迟缓。

治则宜健脾温肾，佐以补气。可用右归丸合四君子汤（熟地、山萸肉、菟丝子各 15 克，淮山药 25 克，鹿角胶或霜 12 克，杜仲 20 克，熟附子 6 克先煎或破故纸 15 克，当归 9 克，肉桂心 3 克另焗加盐少许和药服，党参、白茯苓各 20 克，白术 15 克，炙甘草 6 克）。方中以右归丸温补肾阳，但应注意附子用量不宜过重，且以久煎为佳。四君子汤健脾益气，必要时党参可改用吉林人参。若月经量多者，在经期宜去当归、肉桂，加川断 15 克，何首乌 30 克；便溏者，去熟地；夜尿频数者，加覆盆子 15 克。

有些患者以情志方面的症状为主，表现为情绪低落，焦虑多疑，或悲伤欲哭，忧郁寡欢，健忘，失眠，梦多，心悸，惊

83

惕不安，舌尖红，少苔，脉细数。此为心肾不交，治宜滋养肾阴，宁心安神。可用百合地黄汤合甘麦大枣汤加淫羊藿、生龙齿（或龙骨）、白芍。方中以干地 20 克、百合 15 克兼养肺肾之阴，小麦 30 克先煎以养心，白芍 15 克、炙甘草 6 克、大枣 10 枚以养血润燥，并能缓急，生龙齿 30 克以镇潜安神，佐以淫羊藿 6～10 克，亦取其阳中求阴之意。若失眠明显者，可加酸枣仁 15 克，五味子 10 克；烦热不得卧，口干苦者，去淫羊藿，加麦冬 12 克；情志失常者，加合欢花 9 克，石菖蒲 10 克，磁石 30 克先煎。

妇女进入更年期，年龄渐老，此期亦是高血压、动脉硬化、冠心病、颈椎病、肿瘤等疾患的好发期。故除了更年期综合征外，往往会并见其他老年病，临证时应详细了解病情，以免误诊或漏诊他疾。如有内科疾患，应分别处理，勿贻误病情。

此外，更年期综合征与精神因素关系密切，有过精神创伤或严重的生活挫折者，或性格内向，精神脆弱者，往往比较容易出现症状，治疗时应加以注意，予以适当的疏解和安慰，使其解除思想顾虑，心情舒畅。以心理治疗配合药物及饮食调治，自可事半功倍。

妊娠合并全身病的诊治原则

妊娠是婚后育龄妇女的一种生理过程。由于妊娠期母体的生理改变，可在早孕时出现恶心、食欲异常、疲倦思睡等，称为早孕反应。妊娠早期也会出现恶阻、胎漏、胎动不安；妊娠中期会出现子晕、子肿、子痫，甚或胎死腹中等。这些是与妊娠直接有关的疾病。此外，妊娠期也较易合并某些全身病，亦可能影响到正常妊娠的进行。诊疗时既要注意全身病，也要考虑其与妊娠的关系，既要及时治疗全身病，同时尽量使之不影响胎儿的生长发育，使母体与胎儿均能健康，这是诊治孕妇疾病的要点之一。兹将妊娠期常见的几种合并疾病的诊疗要点简述如下。

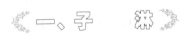

一、子　淋

子淋即妊娠合并泌尿系感染，这是最常见者。《诸病源候论·妊娠患子淋候》云："淋者，肾虚膀胱热也。肾虚不能制水，则小便数也。膀胱热则水行涩，涩而且数，淋沥不宣。妊娠之人，胞系于肾，肾患虚热成淋，故谓子淋也。"胞络者系于肾，孕后赖气以系胎、载胎，肾又与膀胱相为表里，而膀胱在胞宫之前，胞宫增大压迫膀胱，影响膀胱之气化，故易致尿频、尿急。由于此时肾气要重点维系胎元，故对膀胱气化之功能便受到影响，御外能力下降，易感染外邪，故曰肾虚；泌尿系受感染发炎而小便频数淋沥，甚或黄赤热痛，故曰膀胱热。由于本病发生于妊娠期中，故称子淋，以别于平常之泌尿系感染。子淋之甚者，可出现尿血及腰痛，这以现代所称之妊

85

娠合并肾盂肾炎者多见。妊娠前阴出血，应鉴别是阴道出血或尿道出血，前者应警惕先兆流产，后者为泌尿系感染。《医宗金鉴·妇科心法要诀》云："尿血出自溺孔；胎漏出自人门"，这是需要检查观察加以鉴别的。本病治法以清热益阴通淋为主，一般可用导赤散合六一散加减。虚者可用知柏地黄汤加减；气虚者可加入黄芪以益气。但不宜用生苡仁、防己等对胎儿有影响之利尿药。

《二、妊娠心痛》

妊娠心痛，指孕妇时觉心前区闷痛或突发剧痛，乃妊娠合并心脏病的临床表现。《诸病源候论·妊娠心痛候》云："夫心痛，多是风邪痰饮，乘心之经络，邪气搏于正气交结而痛也。若伤心正经而痛者，为真心痛。心为神，统领诸脏，不可受邪，邪若伤之，朝发夕死，夕发朝死。若伤心支别络而痛者，则乍间乍盛，休作有时。妊娠之人，感其甚者痛不已，气乘胞络，伤损子脏，则令胎动。"各类型心脏病的育龄妇女怀孕之后，由于循环血量增大，心脏的负担也加重，容易导致心功能不全，而引起各种严重的后果。阎纯玺《胎产心法》说："妊娠心腹急痛，烦闷面青，冷汗气绝，血下不止，其胎上冲者，不可治也。"这主要是原有心脏病的孕妇，孕后心脏不胜负担而发生心力衰竭或血管栓塞、心肌缺血等危候。故凡有较严重心脏病的妇女，都不宜妊娠。如避孕失败，亦应及早终止妊娠，最好在孕三个月内行人工流产。因为胎儿愈大，孕妇的心力负担愈重，风险愈大。若心脏病较轻，心功能为Ⅰ级或Ⅱ级，无其他并发症者，尚可担负妊娠，但亦要密切观察。孕妇宜多休息，避免情绪激动，少进盐味及肥腻，以多食鱼类为佳。治之以益气养血为主，佐以活血，可用归脾丸加减。有痰者可用陈夏六君子汤化裁；如间有轻微心绞痛现象者，可用朝鲜人参、田七等分为末，每次冲服 1.5 克，每日 3 次。

三、感染时气

时气，指四时不正之气令人有感冒发热等证候。《诸病源候论·妊娠时气候》云："四时之间，忽有非节之气……一气之至，无人不伤，长少虽殊，病皆相似者，多挟于毒，言此时普行此气，故云时气也。妊娠遇之，重者伤胎也。"这概括中医所称之伤寒、温病、瘟疫等外感、流行病而言，包括现今所谓流行性感冒在内。时气所致的病很多，应按中医对伤寒、温病的辨证规律以施治，主要是及早治疗，避免采用犯胎之方药，并尽可能注意护胎。因一些细菌或病毒所引起的感染可影响胎儿的正常发育，也容易导致流产，故必须尽早处理，以免病邪蔓延、炽盛而致伤胎。

四、妊娠水气

妊娠水气是指妊娠期间面目肢体浮肿，日久不消。包括内科病之慢性肾炎及妊娠病之先兆子痫、羊水过多等水肿胀满。这些病与肾、脾等脏腑关系密切。《诸病源候论·妊娠胎间水气子满体肿候》云："胎间水气子满体肿者，此由脾胃虚弱，腑脏之间有停水而挟以妊娠故也。……脾胃主身之肌肉，故气虚弱，肌肉则虚，水气流溢于肌，故令体肿，水渍于胞，则令胎坏。……若初妊而肿者，是水气过多，儿未成具，故坏胎也。"又《济阴纲目·胎水肿满》云："妊娠肿满，由脏气本弱，因妊重虚，土不克水，血散于四肢，遂致腹胀，手足面目皆浮肿，小便秘涩。"妊娠中、后期的足部浮肿，一般多由胎体长大，压迫影响下肢血液循环所引起，产后便能自消。若原有肾炎史或肾功能不全，则容易引起全身浮肿或子痫，甚或导致肾衰竭，是一种严重的疾患，应特别注意。一般妊娠水肿，治疗原则以健脾理肾为主，佐以行气利湿，可用全生白术散加减，其中白术应重用。寒邪气滞者可加乌药；气虚者宜加黄芪；羊水多而致气逆冲心者，可加甜葶苈、车前子、苏子等。若属肾阳虚致小便不利而浮肿者，可用金匮肾气汤，但应按原文用桂枝，不宜用肉桂，附子用量宜轻，可用6克左右，且要久煎，取其助阳而不伤胎也。若发展为子痫，应按子痫辨证综合治疗。

五、妊娠贫血

妊娠以后，需要血以养胎，若妊娠后由于纳食不足，且血液稀释，导致低血红蛋白，可发生缺铁性贫血而引起胎死腹中、早产、贫血性心脏病，或分娩时大出血等。《诸病源候论·妊娠胎痿燥候》云："胎之在胞，血气资养，若血气虚损，胞脏冷者，胎则翳燥萎伏不长，其状儿在胎都不转动，日月虽满，亦不能生，是其候也。而胎在内萎燥，其胎多死。"贫血是妊娠期常见的一种合并症，尤以妊娠恶阻或产育过多之妇女为多见。由于脾肾虚衰，生化之源不足，因而导致血虚者，实为常见。此等孕妇，往往出现头晕心悸、神疲乏力、身体羸弱、面色苍白、舌淡脉细弱等。贫血之孕妇，其胎儿的正常发育可受到影响，故须适当加以调补。《金匮要略·妇人妊娠脉证并治》云："妇人妊娠，宜常服当归散。"当归散有当归、川芎、芍药以养血，白术以健脾，黄芩以清热和阴。针对孕妇易于血虚，故曰"宜常服"，为预防合并贫血症而设也。此外，亦可常服归脾丸或当归补血汤，或常服桑寄生红枣鸡蛋茶亦佳。

六、妊娠合并阑尾炎

妊娠合并阑尾炎，《妇人大全良方》称为孕痈。薛立斋解释云："孕痈，即是腹内患痈。"由于妊娠后子宫增大，可使阑尾位置改变，如平素有慢性阑尾炎者，至妊娠中期容易引致急性发作，而下腹部急剧疼痛，可以引起宫缩，使发生流产或早产。因妊娠期阑尾炎病情发展较快，如误诊或漏诊，以致阑尾穿孔者，对孕妇及胎儿危险性极大，临证时应特别注意。如诊治及时，症状尚轻，未化脓者，可用乌药一味 15 克左右煎水以行气止痛，或用牡丹皮汤（自拟方：丹皮、冬瓜仁、败酱草、瓜蒌仁、蒲公英、太子参、枳实、车前草）以清解之。

妊娠合并症的病种颇多，除上述几种以外，如合并结核病、糖尿病、胃肠病等亦所常见。一般可按该病的常法治之。总以及早诊治全身病，以免影响胎儿的正常发育为要。

89

子宫肌瘤的中药治疗

　　子宫肌瘤属于中医癥瘕或月经过多的范畴，患者多因月经过多或伴有痛经而来就诊，经检查往往为粘膜下子宫肌瘤或多发性子宫肌瘤，西医多主张手术治疗，但患者如未有小孩或肌瘤尚未很大或出血不太多者，多不愿作手术处理，而希望用中药保守治疗。余根据患者这种愿望，经过长期的临床摸索，按中医对本病的辨证，认为是实中有虚之证。从病的本质来说，由于子宫体内长有肿瘤，是癥瘕之一种，乃属实证，治应消散；但因每次月经出血过多，阴血耗损，往往形成贫血，则属虚象。从标本来说，癥瘕为病之本，出血过多是病之标。治法上应先控制其月经过多之标证，以减少耗损而巩固体质；进而消散其癥瘕以缓图其本病，惟癥瘕之消散，不能骤攻，只可缓图，治则必须攻补兼施，并宜按月经周期有规律地进行。因若顾攻坚散癥，则经血便会更多；倘只图固补，则癥瘕不消甚则日益增大，反过来经血又会愈多，体质乃愈见虚弱，证候可更趋严重。此先后缓急不能不细加考虑者也。

　　余曾治一未孕育之年轻妇女患子宫粘膜下肌瘤，子宫增大如孕9周，每月经血甚多，用卫生纸3～4包，惟周期尚准，持续时间约一周。由于长期出血过多，形成贫血。因为阴血亏损，阴损及阳，肾气亦虚。故除面色较苍白外，两侧颊部呈现成片的黯黑斑，边缘清楚。她除感到月经过多的痛苦外，又觉得脸部不好看。诊其舌则淡黯无华，脉象沉弦。治宜分月经期与平时两个阶段处理，攻补交替进行。平时着重于攻以散癥瘕；月经期着重于补涩以控制过多之经血，乃拟具两个处方。一方为平时服者，药物组成为：莪术10克，生牡蛎（先煎）

30 克，生鳖甲（先煎）30 克，荔枝核（打）30 克，橘核 15 克，五灵脂 10 克，海藻 15 克，何首乌 30 克，小茴香 10 克，乌药 15 克，菟丝子 30 克。二方为月经期服者，药物组成为：党参 30 克，制首乌 30 克，岗稔根 30 克，川断 15 克，荔枝核（打）20 克，生牡蛎（先煎）30 克，橘核 15 克，炒蒲黄 9 克，白术 15 克，益母草 30 克，贯众 20 克，血余炭 10 克。经过 6 个月的治疗，月经已逐渐减少至正常，每次仅用卫生纸一包半，子宫肌瘤复检已缩小了一半，但不能彻底消散，面部黯黑斑已全退，达到了大大改善症状之目的，从病本来说，却未能根治。上列两方都用荔枝核和橘核，且作为主要药物。《本草纲目》谓荔枝核性味温涩，治癫疝气痛，妇人血气刺痛。橘核性味苦辛，治小肠及阴核肿痛。古书所言之疝气，可能包括今天所言之子宫肌瘤之类，阴核肿痛，虽指男子的睾丸，但与子宫肌瘤大致同一机理，故用此二味以散结。上述病例所以用大量菟丝子者，主要是针对其面之黯黑斑，《甄权本草》谓其久服去面黯，悦颜色。面黯，即面部之黯黑斑。菟丝子为补肾之要药，面部黯斑，中医认为是肾虚的表现，西医认为是肾上腺皮质功能低下使然。肾精充足，黯斑自然消退。

91

　　子宫肌瘤需要服药的时间较长，如用汤药，天天煎煮很不方便，影响工作与学习，有些患者难以坚持，因而影响疗效，乃考虑将其制成丸剂，以便患者服用。最初以水泛为丸，患者服后虽有一定的疗效，但对胃有一定的影响，一些患者服后感到胃脘不适，其后改为熬煎浓缩，制成糖衣片，减少了对胃的刺激，服用更感方便。一方除对子宫肌瘤有一定效果外，对乳腺增生也有疗效。一方、二方交替运用虽能改善子宫肌瘤患者的症状，但对消散肌瘤尚不理想，有待进一步深入研究。

胎教与优生

计划生育是我国当前的国策，目前提倡一对夫妇只生一个孩子，故优生优育受到普遍的重视。

我国两千多年前已经注意到优生优育的问题。《晋语》指出："同姓不婚，惧不殖也。"《左传》也说："男女同姓，其生不蕃。"古者聚族而居，同姓基本是同一氏族，具有较亲密的血缘关系，近亲结婚，对优生优育会有不良影响。我国在春秋战国时期对此已有所认识，故提出上述警惕和禁止之言，以告诫人们须慎重处理，以免影响及下一代的健康成长。现在我国《婚姻法》规定"直系血亲和三代以内旁系血亲禁止结婚"。时代虽不同，规定的方法和内容不完全一样，但意义是相同的。

"胎教"一说，也是为了优生优育，其内容更为具体。主要是指妇女妊娠以后，通过母体的思想言行和注意所处的环境对胎儿进行早期的教育。胎教之说，据有文献可考者，最早见于汉初戴德所编著的《大戴礼记》（约在公元前 70 年左右），该书《保傅篇》说："易曰：正其本，万物理，失之毫厘，差之千里，故君子慎其始也。春秋之元，诗之关睢，礼之冠婚，易之乾坤，皆慎始敬终云尔。素成谨为子孙，娶妻嫁女，必择孝悌，世世有行仁义者。如是则子孙慈孝，不敢淫暴。党有不善，三族辅之，故曰：凤凰生而有仁义之意，狼虎生而有贪戾之心，两者不等，各以其母。呜呼，戒之哉！无养乳虎，将伤天下！故曰：素成胎教之道，书之玉版，藏之金匮，置之宗庙，以为后世戒。青史氏之记曰，古者胎教，王后腹之七月则就宴室，太师持铜而御户左，太宰持斗而御户右。比及三月，王后所求声音，非礼乐则太师缊瑟而称不习；所求滋味者，非正味则太宰倚斗而言曰：不敢以侍王太子。"又说："周后妃妊成王于身，立而不跛，坐而不差，独处而不倨，虽怒而不詈，胎教之谓也。"这是要求孕妇从精神意志、饮食及生活起居等多方面注意，给胎儿以良好的影响。胎教的理论及其哲学观点是"慎始"，胎儿是人生之始，具有接受母体所传递信息的能力，故母体应作出模范作用而加以启发之。其后刘向写的《列女传》也有相似的记载（约在公元前 30 年左右），内云："太任者，文王之母。太任之性，端一诚庄，惟德之行。及其有娠，目不视恶色，耳不听淫声，口不出敖言，能以胎教。……古者妇人妊子，寝不侧，坐不边，立不跛，不食邪味，割不正不食，席不正不坐，目不视于邪色，耳不听淫声，夜则令瞽诵诗，道正事，如此则生子形容端正，才德过人矣。故妊子之时，必慎所感，感于善则善，感于恶则恶，人生而有万物者，皆其母感于物，故形音肖之也。"戴、刘二人所述，均谓胎教始于西周早期，距今已有三千多年的历史，可能汉初此说已很流行于世，故二氏均加以记录。胎教之说，自隋朝以后的医著多有采用。如《诸病源候论·妊娠候》说："妊娠三月始胎，当此之时，血不流，形象始化，未有定仪，见物而变。欲令见贵盛公主好人，端正庄尹；不欲令见伛偻侏儒丑恶形人及猿猴之类。……欲令子贤良盛德，则端正坐，清虚和一，坐毋邪席，立毋偏倚，行毋斜径，目毋邪视，耳毋邪言，口毋邪言，心毋邪念，毋妄喜怒，无得思虑，食无到肴，无邪卧，无横足。思食瓜果，噉味酸俎，好芬芳；恶见秽臭。是谓外象而变也。"唐代《千金要方·养胎》节中亦有相类似的记载。《外台秘要·养胎法》指出胎教之理是通过"外象而内感"。宋代《妇人大全良方》设有《胎教门》，谓"胎教产图之书，不可谓之迂而不加信"。其后的妇产科医著亦多有论及胎教者。至清末之《胎产心法·教育宜忌论》对胎教的内容亦有扼要而系统的叙述。可见我国医学是把胎教之说加以继承下来并予以肯定的。

胎教虽有悠久的历史，但长期以来未能进一步加以研究和发展，甚或为人所忽视，以为是虚缈无凭。惟近年来却为中外学者所注意和研究。一些科学家证实胎教对胎儿确具有深远的影响，并从解剖生理学、内分泌、心理学等方面获得了根据。如近年来北京、南京、苏州等医学院合编的《医学心理学·优生与胎教》一章，收集了不少资料。它首先指出："健康的心理，完善的人格，虽然大多要靠后天的社会教育来培养，但不应忽视遗传因素和胚胎期的教育。随着科学的发展和人类智力的发掘，人们逐渐认识到把儿童教育提前到胎儿期是有意义的。"

重庆医学院一研究小组对多动症儿童进行过调查，初步印象是这些儿童在胚胎时期，其母曾有较大情绪波动和心理困扰的过程。这种情况，我国两千年前的《内经》早已有所记载和论述。如《素问·奇病论》说："人生而有巅疾者，病名为何？安所得之？岐伯曰：病名为胎病，此得之在母胎中时，其母有所大惊，气上而不下，精气并居，故令子发为巅疾也。"这说明儿童神经系统方面的病变（按：巅是指巅顶，巅疾，即大脑的病，如癫痫、躁动症等），可因母体妊娠期受过严重精神刺激而发生。

根据胚胎的发育情况，很早已能对一些刺激作出反应。《医学心理学》指出："神经解剖学和神经生理学的研究表明，怀孕第4周，受精卵生出一根头大尾细的神经管，能对直接的或间接的刺激作出反应。第8周的胎儿大脑皮层就已能粗略分层，脑细胞发育迅速，对母亲传来的信息较敏感。到第23周，胎儿大脑皮层结构形成，脑发育基本定型，这是胎儿能够接受胎教的物质基础。"这充分说明胎教是有胚胎、解剖生理学根据的，是具有科学内容的。

1979年美国妇产科专家凡德卡创办了一所胎教学校，专门教导孕妇如何对胎儿进行教育，认为4个月可以对胎儿用语

2

言、音乐等进行教育，这可使其发育得更正常，出生后会学习得更好和比较聪明。加拿大精神病学家托马斯·维尼写了《未出生婴儿的秘密生活》一书，认为"未出生婴儿在子宫中第六个月起就不是一个被动的、无思维、对外界不以为意的小动物，而是一个有意识、有反应、迷人的小人儿了"。因此，他认为"孩子的性格，部分取决于婴儿在母亲子宫中所接收的信息"。奥地利萨尔茨堡大学的杰拉德·约特马恩医生对141名怀孕到分娩的妇女情况进行调查，其结论是："母亲态度对婴儿有着极大的影响。"现在有越来越多的科学家认为基因往往载有早期人类遗传信息，即通常所说的多反射胎儿。这种对母体外环境作出敏捷反应的能力，正是通过多反射产生的。这与古人认为孩子所以和父母"形音相肖"有关。胎儿生长发育所需要的营养和氧气，是由母体血液通过胎盘供给的。有些学者认为母体情绪变化会影响激素分泌和血液化学成分。积极的情绪会使血液中增加有利于健康发育的化学物质，而消极的情绪则会使血液中增加有害于神经系统和其他组织的物质，这是孕妇情绪的变化足以影响胎儿性格的一种物质基础。前不久，英国心理学家欧德思进行了一项有趣的尝试，在一位孕妇腹部放置一个耳机，以便向孕妇体内的胎儿播放音乐，结果胎儿竟对音乐作出迅速反应，随着音乐而有翩翩起舞之象。加拿大一位青年乐团指挥鲍里斯·布罗特对某些短小的乐曲，不看乐谱也能指挥演奏出来。追究原因，这些乐谱正是他的母亲怀孕时所经常练习者。上述事例，都说明胎儿对音乐是敏感的。相反，孕妇若在妊娠期间遭受恶劣的严重刺激，会给胎儿带来病变。美国有一个17岁的青年女子，婚后遭丈夫粗暴虐待，她生下的孩子第2天便夭折了。经解剖后发现婴儿胃部有三个溃疡点大量出血。弗尼医生解释说：胎儿在母亲怀孕期间过着一种极其恐怖的生活，母体的内分泌作用于胎儿引起溃疡所致。同样，吸烟会对胎儿产生不良影响，过多饮酒也是如此，这是众所周知的。外国报道了不少例子说明，胎儿是会受母体的精神情绪和生活环境所影响的。

我国胎教之说，认为其机理是"胎儿禀质未定，逐物而变"，通过"外像而内感"的关系，给胎儿以一定的影响。一切事物的好坏，往往是从最早期便开始有其根苗，胎儿是人生之始，是幼嫩的根苗，故在胎儿时期便要开始进行教育，以奠下良好的基础。这是根源于我国古代人生哲学"慎始"的思想，有良好的幼苗，然后才易苗壮成长。胎教的内容，扼要地说，即妇女妊娠期要精神愉快，心绪宁静，节制七情，思想纯正，端庄朴实，说话文雅，阅读有积极意义和优美的诗文，不看淫秽或惊恐怪异的书刊、戏剧，不听淫靡的乐曲，口不出恶言及怒骂，不与别人争吵，多接触正直而有道德的好人，不吃平时未尝食过的食物，不吸烟酗酒及避免不良嗜好，勿登高涉险，避免跌仆受伤及过度疲劳用力，避免性生活等等。《叶氏女科证治》从气血精神来解释胎教的机理，颇为中肯，叶氏云："胎前静养乃第一妙法。不较是非，则气不动矣。不争得失，则神不劳矣。心无嫉妒，则血自充矣。情无淫荡，则精自足矣。安闲宁静，即是胎教。"总之，妊娠期应广泛地从思想、情绪、言行、生活、起居饮食各方面注意，给胎儿以良好而优美的信息感受。从今天实践上的报道和科学上的证明，胎教是有意义的。这一既古老而又新颖的课题，有待进一步深入加以探究。

漫谈养生之道

目前世界上许多国家的人口，已逐渐趋向老龄化，不少国家人的平均寿命达到 70 岁左右。如何使老年人长寿而又健康，生活能够自理，这是一个重要的社会问题。我国近年来由于社会安定，生活水平提高，老年人的比例也不断增长。保障老年人的健康，除社会福利和医疗卫生等条件外，更重要的是老年人本身要积极维持心身的健康，这就需要讲求养生之道。

我国历来很重视养生，以保持心身健康，防止疾病的发生。不仅医学著述中重视这一问题而详加阐述，其他经、史、子、集等古籍中也有所论及。远在春秋战国时代，孔子在《论语》中就说："子之燕居，申申如也，夭夭如也。"意思是孔子在空闲时，总是舒舒坦坦地休息。又说："鱼馁而肉败，不食；色恶不食；臭恶不食；失饪不食；不时不食。"这是从饮食上讲求卫生，以免因进食腐败变质或未经煮熟及不合季节的食物而导致疾病。《内经》对养生之道记载颇多，后世更有专书论述，如宋、元时代的《寿亲养老新书》是其较著者。我已年逾古稀，虽然也存在若干老年人常患的毛病，但精神体力还可以为四化贡献余热，对于养生之道略有体会，总结几条，以供参考。

一、心身的修养

精神修养对于养生是极为重要的，必须摆在首要的位置。因为人的脏腑气血，均可受七情所左右。心情舒畅，则脏腑安和，气血调畅，即使偶膺邪气的干扰，亦可把它抑制下去，不致生病。《素问·上古天真论》说："恬惔虚无，真气从之，精神内守，病安从来？"恬惔，是心情安闲清静；虚无，是思想上没有贪求妄想，患得患失的观念。这样则整体的生理活动保持正常，正气充沛，抗御能力良好，疾病自然难以发生。

在人的一生中，总不会一帆风顺，有顺境也会有逆境。如何对待？各人有所不同。有些人处于顺境则骄奢淫逸，处于逆境则愤懑不平。或在困境中灰心丧气，意志消沉。如十年动乱时，有些人走上了自杀的道路；有些人虽受到不公正的对待，却能泰然处之，本着一种信念：事实与真理总会有一天能大白于天下，正气总会得到伸张。处境虽暂受委屈，生活一时比较艰苦，若具有恬惔虚无的精神，终能安然度过。我是有过这种感受的。在"文革"期间下放受审查时，自问平生未有做过坏事，虽受压力，还是心安理得，无所畏惧，心身不致垮下来。故我认为养生之道首重精神修养，在平时固然重要，处逆境时尤为重要。

98

二、饮食的调摄

饮食为后天之本，对营养机体、维持健康关系密切。《素问·脏气法时论》说："五谷为养，五果为助，五畜为益，五菜为充，气味合而服之，以补益精气。"也就是说，应以谷物类为主食，五谷，指粳米、麦、黍、大豆、小豆。同时也要吃些水果，五果，指桃、李、杏、栗、枣。还要吃适量的肉类，五畜，指牛、羊、猪、鸡、犬。更要食蔬菜以充实脏腑，五菜，指葵、藿、薤、葱、韭。当然，古时的食物种类没有今天这样多，现在各类食物繁多，不限于这五种，但按此配伍是合适的。

饮食还应有所节制，不宜暴饮暴食，尤其是老年人，更应注意。疾病中的"食中"，是指醉饱过度所致中风类的病变，这在老年人尤为多见。《内经》指出："饮食自倍，肠胃乃伤。"
又说："膏粱之变，足生大丁。"一方面指出暴饮暴食之害，同
时说明过多食膏粱厚味，可以导致痈疔等疾患。孔子在《论
语》也说："肉虽多，不使胜食器。"也就是说，不要过多地吃
肉类，以免消化不良。这对老年人尤为重要，因肉食过多，容
易引起血脂增高、动脉硬化，可导致高血压和心脏病。我国一
向以谷类为主食，佐膳品也是以蔬菜为多，肉类只占少量。目
前一些西方国家已认为我国的饮食模式最合理，可以减少高血
压、脑血管意外、心脏病、糖尿病、癌肿等老年人好发病的
发生。

　　饮食固然可以养生，同时也可以治病。《寿亲养老新书》
就指出：凡老人有患，宜先以食治，食治未愈，然后命药，此
养老之大法也。这是中医养生的特点。古代已有用于调治各种
老年性疾患的药粥，如：治眼目之莲实粥、栀子仁粥；治耳聋
耳鸣之猪肾粥、鲤鱼脑髓粥等。一些食物同时也是药物，如莲
子、百合、山药、芡实、大枣、扁豆、赤小豆、黑豆、姜、
蒜、葱等，用之得当，便可起到营养与治疗的双重作用。

　　此外，饮食要有定时定量，也就是《内经》指出的"食饮
有节"。同时要少饮酒或不饮酒。酒量之多寡因人而异，也因
身体健康状况而异，很难定出具体的限量，主要是适量。酒本
来是一种药，适量饮用可以助气血的运行。适时、少量饮酒，
一般是无妨的，以不影响精神身体健康为度。至于烟则应绝对
禁止，因烟草所含尼古丁等有毒物质，对人体是有害而无
益的。

　　中国人好饮茶，西方人好饮咖啡，比较起来，饮茶还是有
好处的。茶叶具有消食、化痰、清利胃肠、消暑利尿、生津解
渴、提神醒脑等作用。茶叶中含有蛋白质、氨基酸、维生素 B、
维生素 C 和无机盐（如氟盐等），以及鞣酸、咖啡因等。清晨
起来喝一两杯茶，对身体会有好处，但浓度不宜过高，也不应

99

作为整天不可缺少的嗜好。我每天晨起必饮一两杯浓度适中的乌龙茶，或在工作繁忙时也喝一两杯，这不仅可以解渴，且足以提高工作效率，日本人还认为饮茶有防癌作用。

三、维持二便调畅

人体每日要有定量的饮食进入，经消化吸收其精华以后，其渣滓亦应及时排出，这是新陈代谢的需要，也是运化健旺的表现。《素问·六微旨大论》说："出入废则神机化灭；升降息则气立孤危。故非出入则无以生长壮老已；非升降则无以生长化收藏。"饮食入胃是物质进入人体的衢道，大小二便是残余物质排出的主要途径。小便癃闭或大便不通，均可形成病证甚至导致严重的后果。故保持二便调畅，对健康是很重要的。当然，大小便过频过多也是一种病态，故应有定时定量。特别是大便，宜习惯于每天晨起即行排便，使大肠清净，而后进食，则吸收较好，这对保持健康关系亦大，不应忽视。

四、作息有时，劳逸有节

人的生活，必须有规律。日夜的作息时间固然要有规律；四季寒暑的调节也应有规律。年龄的长幼，在生活上也应该有它的规律。《素问·上古天真论》说："法则天地，象似日月，辨别星辰，逆从阴阳，分别四时。"人体应该"与天地相参，与日月相应"，简称为"天人相应"。人体的生物钟是受宇宙环境影响和制约的。"日出而作，日入而息"，则顺应了昼夜的规律。"比昼作夜，晨昏颠倒"，则是违背自然的规律。为了保障健康，必须作息有时。最好能早眠早起，多见阳光，呼吸清新的空气，并作适当的运动，使气血流通。这不论对中年人或老年人都是适宜的。但运动量的大小，则可随年龄和体质而异，不能勉强或强求一致。世俗人谓童年是猴年，像猴子似的蹦蹦跳跳；青壮年是马年，可像马匹一样千里奔驰；老年是龟年，应该像龟一样多休息而少劳作，以减少体力的消耗。《三国志·华佗传》说："人体欲得劳动，但不当使极耳。动摇则谷气销，血脉流畅，病不得生。"不论年龄长幼，均应注意劳逸结合。过劳固然不好，过逸亦不适宜。故《内经》谓"久卧伤气，久坐伤肉"。长期卧床休息而不活动，身体会愈感虚弱，起来便会头晕；久坐而不活动，则肌肉不发达，体力也会衰退。故《内经》一方面主张"不妄作劳"，但又提出要"形劳而不倦"。总之，太过或不及都是不适宜的。

凡从事教学、医疗、科研等工作者，都是一种脑力劳动，经过一定时间的工作后，应有适当的休息以资调节。随着年龄的增长，脑力会有所减退，如何保持大脑的功能，不使其过度疲劳，颇为重要。大脑的休息有两种方式：一是适当的睡眠或闭目养神，或作静养气功；一是暂时改作其他感兴趣的消遣，如散步、太极拳、体操、欣赏花鸟虫鱼书画，或浏览报刊等，以松弛脑力。夜间则要保持充足的睡眠，酣睡是最好的补剂，比什么补益药品都好。

101

五、虚邪贼风，避之有时

养生之道，固然要重视内在因素的调摄，增强体质，但也不能忽视外来病因的侵袭。所以《素问·上古天真论》首先指出："虚邪贼风，避之有时。"虚邪，指致病因素乘虚而入；贼风，指乘人不觉而偷袭人体的风邪。"风为百病之长"，足以贼害人之健康。对各种外来的致病因素，应按季节加以防避，如冬令严寒，应保暖以避风寒；春令转暖万物衍盛，病毒细菌也容易滋生，传染病易于流行，应注意防避；夏令暑热，一方面容易中暑，另一方面若过于贪冷纳凉，可致暑湿或寒暑；秋季干燥，燥气易于伤肺，易患咳嗽等疾。故应"因时之序"以避邪气。这是养生之道应注意的另一方面。因疾病的发生，不外乎邪、正盛衰的关系，如无病邪，则正气不致耗损，疾病便不会发生，而健康得以保持。

《结 语》

善养生者，一般可以得到长寿。养生之道，乃医学的重要内容之一。我国历史上著名的医学家，由于懂得养生，很多都能享高寿。如葛洪 81 岁，陶宏景 85 岁，孙思邈超过了 100 岁，王冰 94 岁，钱乙 82 岁，朱丹溪 78 岁，张景岳 77 岁，叶天士 79 岁，吴鞠通 84 岁。他们都是活到老，工作到老，为我们留下了很多宝贵的临床经验与医学著作。人的寿命长了，工作经验就会丰富，知识学问也更加深入广博，对社会的贡献也更大。若能做到推迟衰老的时期，增进健康，延长寿命，使能更好地为人类社会服务，这是一件很有意义的工作。今天已诞生了"老年医学"这一门新学科，以便更好地研究衰老机制，防治老年性疾患，为广大老年人服务。根据人类学者的研究，人不仅可以活到 100 岁，甚至可以活到 200 岁，有些人到 100 多岁仍很精壮，人类是可以达到寿而康的。所以，健康长寿之道，是值得我们进一步深入研究的。

102

对"女子以肝为先天"一说的商榷

"女子以肝为先天"之说，见于叶天士的《临证指南医案·淋带》医案中。原文云："女科病，多倍于男子，而胎产调经为主要。淋带瘕泄，奇经空虚，刚如桂、附，柔如地、味，皆非奇经治法，先以震灵丹固之"（注：震灵丹由禹余粮、代赭石、紫石英、赤石脂、乳香、没药、五灵脂、朱砂等制成）。又秦天一在该书总结月经病时说："今观叶先生案，奇经八脉，固属扼要，其次最重调肝，因女子以肝为先天。阴性凝结，易于怫郁，郁则气滞血亦滞，木病必防土，故次重脾胃。"为什么女子以肝为先天？叶氏未有详细说明，只谓妇女病与奇经有密切关系，叶氏妇科医案，确是比较重视调摄奇经。奇经，是指八脉而言。奇经八脉，并非全由肝经所主，只是冲脉与肝经最为密切。故秦氏之解释，理由实欠充分。但后世由于叶氏之声誉崇高，不深究其说是否合理，往往据此以说明妇女之生理、病理特点。由于此说关系到中医妇科学的基本理论问题，也涉及中医整个理论体系问题，关系较大，有加以深入探讨之必要。

"先天"一词，是中医学的学术用语，它具有两种含义：一、指先天时而行事及四时之气先天时而至。如《素问·气交变大论》说："……故太过者先天，不及者后天。"二、指生命原始之本原。如《医宗必读》说："先天之本在肾。"这与脾胃主水谷精气者称为后天相对而言。第二种说法，已为中医学理论所袭用。人之体质，与禀赋于父母先天之精气有密切关系，现代生物学上称为遗传因子。禀赋壮盛者，有利于胚胎之发育成长，出生以后，当然仰赖于水谷之精微以滋养，但先天之因

103

素，还是继续在机体起一定之作用。先天可以促后天，后天所以养先天，相辅相成，不论男女，均属如此，并无例外。故先天对人体具有极其重要并且起着根本的作用。

《中国医学大辞典·先天》："人体受胎时之真元也。故称人禀赋之强弱曰先天，其身体弱者，则曰先天不足。"又《中医大辞典·先天之本》条也说："先天，指人体受胎时之胎元，从生殖机能男女生殖之精形成胚胎，以及身体之发育、防病、抗病，肾都起着重要作用，故曰先天之本在肾。凡人禀赋强，称为先天充足；禀赋弱称为先天不足。"这里将肾主先天之理说得非常清楚了。

《灵枢·本神》篇说："故生之来谓之精，两精相搏谓之神。"《灵枢·决气》篇说："两神相搏，合而成形，常先身生，是谓精。"又《素问·金匮真言论》指出："夫精者，生之本。"生殖之精，不论男女都是藏于肾的。中医"肾"的含义，除与膀胱相为表里而主水属泌尿系统外，另一方面是主生殖。肾除受五脏六腑之精气以藏之外，更直接的是藏生殖之精。《素问·六节藏象论》说："肾者主蛰，封藏之本，精之处也。"《内经》详言男子肾气实，二八而天癸至，精气溢泻，阴阳和故能有子；女子肾气盛，二七而天癸至，任脉通，太冲脉盛，月事以时下，故有子。这是从另一角度说明肾是藏生殖之精。男女生殖之精相结合而构成人体之原始物质，这关系到禀赋之强弱，是遗传的基因，为今天生物学者所重视。张景岳在《质疑录》指出："人之未生，此气蕴于父母，谓之先天之气。"肾主先天之论，早为历代医家所阐明和公认。

《素问·上古天真论》以肾气之盛衰贯穿于妇女由生长发育而至衰老。有生殖能力时期为肾气充盛，没有生殖能力的绝经期为肾气衰，可见女子亦是以肾为先天的。若另立女子以肝为先天之说，难道女子有两个先天吗？若云女子不是以肾为先天而只以肝为先天，那无异搞乱了中医的系统理论。

　　叶氏之说，可能认为奇经中之冲脉为血海，肝主藏血，与冲脉较为密切。且妇女以血为主，经、孕、产、乳都以血为用，故认为肝对妇女有重要的作用，又因封建社会妇科病以肝郁之因素为多，因而将它提高到先天的位置，但这是违反中医的原则和缺乏根据的。要之，肾、脾、肝对妇女都有重要的作用，但各有所主，亦各有分工，不能把肾所主的先天而改由肝所主。冲任二脉，皆起于胞中，故冲任之本在肾而不是本于肝。妇科病以肝郁为多，这与社会制度有关，旧社会妇女受到重重压迫，一切不能自主而受制于人，遭受种种不合理和不平等的待遇，自必肝气郁结而致病者特多，社会制度改变了，此种情况便有所不同，对于妇女的致病因素，应该用历史观点来加以分析，生理常态与社会因素所影响的病态，应该有所区别。

　　至于秦氏谓女子"阴性凝结，易于怫郁，郁则气滞血亦滞，故最重调肝"，这是将社会因素影响下出现的病态与生理现象混为一谈。为什么性情会凝结，易于怫郁？这不是旧社会重男轻女反映出来的结果吗？着重调肝之治法，不等于以肝为先天也。

　　或曰，今天社会主义社会妇女已得到解放，男女从法律上已完全平等，但诊治疾病中，妇女肝郁之症也相对比男性为多。殊不知这是封建思想残存的影响，因我国封建社会已有几千年的历史，非解放40年就能从思想上彻底予以肃清的。妇女对于家务的操劳，子女的抚养教育等责任，其负担还是比较繁重的，不平等待遇的情况是有的，故肝郁情况还是相对的较多，这是不足为奇的。

　　总之，"女子以肝为先天"之说，既不符合经旨和中医的基本理论，也不符合实际，反而造成中医理论体系的紊乱。我们对于古人所提出的言论应加以客观的分析，不应盲从。科学工作者所服从的是真理，而不是某一有名望者的言论。在学术领域里我国历来都主张百家争鸣，故徐灵胎对叶氏医案在眉批中有谓"此老好为立异"之微词。叶氏之说，或者是"智者千虑，必有一失"之类欤。

论逍遥散、定经汤等的沿革及其异同

以舒肝而调经的方子不少，其中以逍遥散与定经汤治疗月经不调为妇科所最常用。二方之组成，虽有相类似之处，但却分别侧重于调肝或滋肾，临床运用时应有所区别。兹探讨如下。

一、逍遥散的源流与发展

逍遥散首见于《太平惠民和剂局方·妇人诸疾》中，几百年来用为治疗妇科月经病的常用方，影响深远，由此而演变的方剂不少。本方除治疗妇科病外，并具有其他广泛的疗效。据《局方》所述的功效有："治血虚劳倦，五心烦热，肢体疼痛，头目昏重，心忡颊赤，口燥咽干，发热盗汗，食减嗜卧及血热相搏，月水不调，脐腹胀痛，寒热如疟。又疗室女血弱阴虚，荣卫不和，痰嗽潮热，肢体羸瘦，渐成骨蒸。"按本方载于妇人诸疾门中，原文所主诸证，当以妇科病兼见者为主。方义着重于养血舒肝。肝主藏血，性喜条达，故凡肝血不足而肝气郁结者，均可用之。近年来通过实验研究，证明本方能使肝细胞的变性、坏死等病理现象减轻，血清谷丙转氨酶活力下降，从而对慢性、迁延性肝炎等肝病有一定疗效。根据中医辨证论治、异病同治的原理，凡属肝郁血虚的病机所致的各种疾病，例如两胁作痛、寒热往来、头痛目眩、神疲食少、月经不调等，均可用之。

原方的组成为：甘草（微炙赤）半两，当归（去苗、锉、微炒）一两，白茯苓一两，白芍药一两，白术一两，柴胡（去苗）一两。制法和服法：为粗末，每服二钱，水一大盏，烧生姜一块，切破，薄荷少许，同煎至七分，去滓热服，不拘时候。按本方以柴胡、白芍、薄荷疏达肝气，当归、白芍养血和肝，白术、茯苓、炙甘草、煨姜健脾和胃。全方着重养血舒肝，佐以健脾。《金匮要略》云："见肝之病，知肝传脾，当先实脾。"以木病可以乘脾土。本方的组成，充分体现其遵照仲景所提出的这个原则。从其所用之分量及煎服法看，是属于"轻剂"的范畴，剂型是粗末之散剂，每服仅二钱，且不用久煎，热服不拘时候者，意即每天不止服一次。散者，散也，轻可去实，肝气郁结不舒，属于实证之病机，故用散剂、轻剂以宣散之。热服不拘时，亦以助其升发之气。若用重剂久煎，反失轻清浮泄之义。方药之运用，若违反了中药之药性与药理，足以影响疗效。汪讱庵编《医方集解》逍遥散的分量是：炙甘草五分，归、芍、苓、术均为一钱，保持了轻剂的原旨。今人用逍遥散的处方，各药动辄三、五钱，概用三碗水煎取一碗，有失原方的意旨，以致有些人服了感觉燥热，达不到轻清宣泄郁气之目的，影响了疗效。剂型与用量，必须遵照中医的理论和中药的药理。

逍遥散的来源，基本是根据四逆散之立法化裁而成的。四逆散为《伤寒论》用治邪热郁结于内，至成热厥之候的主方。方中用柴胡、白芍以疏肝解郁清热，枳实行脾气之壅滞，调中焦运化之功，甘草和中。四逆散为调理肝脾之祖方。逍遥散之立法，亦是以调肝理脾为主。方中柴胡、白芍舒肝平肝，少佐薄荷以增益其疏散条达之力；白芍与当归合用，养血以柔肝；白术、茯苓、甘草培补脾土，少佐煨姜以增强运化之效。诸药合用，使肝郁得解，血虚得养，脾虚得补。肝脾和调，气血畅利，则诸证可愈。四逆散与逍遥散虽均属舒肝和脾之剂，惟前者着重于气分，而后者则兼顾及血分，以此为异。

逍遥散创立以后，不断有所发展。薛己在《校注妇人良方》卷二十四于逍遥散原方加入丹皮、炒栀子各五分，柴胡亦为五分，其余各药均用一钱，名加味逍遥散（即一般称为丹栀逍遥散），用治肝脾血虚有热，遍身瘙痒，或口燥咽干，发热盗汗，食少嗜卧，小便涩滞。又治瘰疬流注虚热等症。《审视瑶函·卷四》丹栀逍遥散称为八味逍遥散。丹、栀各七分，余药均用一钱，为粗末，水煎服。用治怒气伤肝，脾虚血少，致目暗不明，头目涩痛。肝郁容易化火，凡肝郁有热者，则丹栀逍遥散较为适用。《傅青主女科》在丹栀逍遥散基础上化裁出宣郁通经汤，即原方去苓、术，加入香附、黄芩、郁金各一钱，白芥子二钱，归、芍、丹皮各五钱，炒栀子三钱，柴胡一钱。用治肝火炽盛，瘀热内郁而成血块，以致经水未来而腹先痛者。《医略六书·女科指要》则在逍遥散加入生地黄五钱，当归三钱，柴胡、甘草各五分，苓、术、芍药各一钱五分。为粗末，每服二钱，加生姜一块，薄荷少许，水煎服，名黑逍遥散，用治肝郁脾虚，妇女崩漏，脉弦虚数者。《傅青主女科·经水先后无定期》中，在黑逍遥散基础上以山药易白术，以炒荆芥易煨姜、薄荷，再加入菟丝子，名曰定经汤。以上是逍遥散演变的概略。

109

二、逍遥散、定经汤等方义的异同及临床上的运用

从逍遥散发展为丹栀逍遥散、宣郁通经汤、黑逍遥散、定经汤等，是有其脉络相承的。但彼此同中有异，异中有同，其方义、剂型、分量及临床运用上各有所区别。由四逆散之着重调理肝脾气机，发展为逍遥散之兼顾养血柔肝；再发展为丹栀逍遥散、宣郁通经汤之兼清泻肝经郁热；再发展为黑逍遥散、定经汤之兼滋养肝肾。从药量来说，从分量轻少逐渐转为有些药物用量较重。从治疗范围来说，则从治疗多种疾病逐渐偏向

专治妇女月经失调，而失调之中，其证候表现又有所差异。辨证选方时应分别掌握运用。

逍遥散着重疏解肝经之郁气。肝性条达，故宜用散剂以散之，量轻以扬之。轻可去实，故全方仅用粗末二钱，水一盏煎取七分，不事久煎，皆取其轻清上浮而易于透达之意。虽或改用饮片，药量亦宜轻。从逍遥散系列几个方可证。近世医者不明此理，不论什么方药，每药概用10克、15克，有违中医学审方命药之准则。不知药量应轻则轻，应重则重，并非凡药量重均可增大其功力者。其实，药量轻重不同，会有不同的作用或出现相反的效果。这些例子是不少的。如桂枝汤桂枝增加二两，则为桂枝加桂汤，不是治太阳中风，而是治奔豚气，可为例证。

定经汤是于舒肝、健脾、养血、滋肾之中，比较着重于滋肾养血。方中重用菟丝子、熟地以滋肾补肾，菟丝子、当归、白芍均用至一两，熟地、淮山药五钱，药量均较重，茯苓三钱，炒荆芥二钱，柴胡五分。从各药分量的轻重，可见其着重于滋肾养血了。他认为"经水出诸肾，而肝为肾之子，肝郁则肾亦郁矣。肾郁而气必不宣，前后之或断或续，正肾之或通或闭耳。……治法宜舒肝之郁，即开肾之郁也。肝肾之郁既开，而经水自有一定之期矣。"经水出诸肾之观点，是根据《素问·上古天真论》论述月经来源之生理提出的。因肾气盛然后天癸至，天癸至才有月经来潮，故滋肾养血是调治月经之或通或闭的重要原则。当然，月经的定期来潮，还要赖肝、脾的共同协调，但以肾水的充沛为根本，而以血为用事。肝主藏血，脾主统血，肾、肝、脾互相支持协调，使任脉通、冲脉盛，则月事以时下，否则便断续不调。故定经汤从肾、肝、脾兼顾以治月经失调，是比较全面而以肾为重点的。肾为阴中之阴，位居下焦，故滋肾药宜重。补可扶弱，重可镇怯而直达下焦，以收水到渠成之效。

关于诸逍遥散、宣郁通经汤、定经汤在临床上的运用，分别如下所述：①肝气郁而不舒，以致经行不畅，先后多少不定，或经前乳房、少腹胀痛，胸胁苦满，头痛目眩，舌色黯滞，苔薄白，脉弦者，宜用逍遥散；②若肝郁化火，烦躁易怒，口苦咽干，五心烦热，小便涩赤，发热面红，舌边稍红，苔黄，脉弦略数者，宜丹栀逍遥散；③若肝火炽盛，煎熬津血，以致经血紫黑成块，经前腹痛，舌红苔黄，脉弦数者，宜宣郁通经汤以降肝火、利肝气、解肝郁而兼养肝血；④若肾水不足，水不涵木，木盛乘土，以致月经后期量少，面色晦黯，脉弦细者，宜黑逍遥散；⑤倘肾水亏损，肝失所养，肝血不足，以致气郁不舒，因而月经延后，稀发，甚或闭止不行，眼眶黯黑，面额部有黯黑斑，舌黯不荣，脉弦细尺弱者，则宜用定经汤。正如傅氏所说："此方舒肝肾之气，非通经之药也；补肝肾之精，非利水之品也。肝肾之气舒而精通，肝肾之精旺而水利，不治之治，正妙于治也。"他所说之水，是指经水，非小水之谓。从其谓"非通经之药"一言，可知定经汤所治，着重于后期、稀发、闭经之不调，方药并非攻伐去瘀通经之剂，但通过滋肾养血以达到通经之目的，故曰"不治之治，正妙于治也"。从临证实践来说，很多月经稀发、闭经之患者，以肾水亏损者居多，故须用补而通之，或先补后攻之法，因势利导，使水到渠成，便可奏效。定经汤重用菟丝子、大熟地以滋水补肾，增益月经生化之源，并重用当归、白芍以养血柔肝，山药、茯苓以健脾，少佐柴胡、荆芥以舒发肝气。水足血旺，肝气得舒，经水自可来潮。

从上列各方的加减化裁，可见方药是不能执泥不变的，应该按不尽相同的病机与证候，而分别选方命药，才能收到预期的效果。

111

当归对妇科病的宜忌

当归向来被视为妇科调经补血之圣药。妇女以血为主，民间凡有妇科疾患，往往自煎当归饮服，而医者对于各种妇科病，方中亦每配伍当归，似乎当归对一切妇科疾病皆可施用，无需辨证，这是不符合中医因证用药之旨的。殊不知当归对妇科病亦有所宜、忌，未可概行施用也。

当归性味甘平温，《名医别录》认为其辛、大温。凡辛温之品，只适宜于虚寒之体及寒凝之证。若血少而阴虚者，则当归虽有补血之功，亦不宜用，或不宜独用，以其辛温助阳，则不能益阴以生血。遇此证候，以选用滋润养血之品如熟地、黄精、枸杞子、何首乌、鸡血藤之类为宜。

妇科病以血证较多，如月经过多、崩漏、经行吐衄、经间期出血、胎漏、胎动不安、妊娠卒下血等，均以出血为主证，这些妇科血证，在其出血未止时，多不宜用当归，否则往往反而增加其出血，这是我从临床实践中得出的深刻体会。上述这些妇科血证，是生理上不应该有的现象，乃属病理性的出血，应及时加以止血，欲其止血，需使血脉宁静，才能达到目的。《景岳全书·本草正义》云："当归其气辛而动，故欲其静者当避之。凡阴中火盛者，当归能动血，亦非所宜。……其要在动、滑二字，若妇人经期血滞，临产催生及产后儿枕作痛，俱当以此为君。"这里已基本说出运用当归之宜忌矣。若妇女月经过少、月经先后无定期、月经稀发、闭经、痛经、恶露不行等血行滞碍之症，自宜运用当归以助其遄（音 chuán）行。倘阳盛火旺而出血过多者，均不宜用。《本草正义》在当归条中说："若吐血衄血之气火升浮者，助以温升，岂不为虎傅翼？

112

是止血二字之所当因证而施，固不可拘守其止之一字而误谓其无所不可也。且凡失血之症，气火冲激，扰动血络，而循行不守故道者，实居多数。当归之气味俱厚，行则有余，守则不足，亦不可过信'当其所归'一语，而有循名失实之咎。"说明古人对当归早有正确的认识。无奈世人误以为当归是妇科之圣药，补血之通剂，不求辨证，概行施用，这不仅不能愈病，有时反而增病，良可慨也！近世名医张山雷对此有深刻的体验，他在《沈氏女科辑要笺正·血崩》中指出："当归一药，富有脂液，气味俱厚，向来视为补血要剂，固亦未可厚非，在阳气不足之体，血行不及，得此温和流动之品，助其遍行，未尝非活血益血之良药。惟其气最雄，走而不守，苟其阴不涵阳而为失血，则辛温助动，实为大禁。"并附有血崩一案，患者原由张氏用滋阴补土之法治疗，病情稳定。另一医者加用当归三钱，仅进一剂，鲜血陡然暴下，几致厥脱，特录之以为世人戒。这确是经验之谈。据药理研究，当归对子宫有两种不同作用的成分，一为抑制，一为兴奋，后者易溶于水，故煎服当归，能使子宫兴奋，在子宫出血期间，煎服当归，会令子宫兴奋，这是促使出血增多之原因。一般月经过多及崩漏之患者，为了想补血，往往自诉曾服当归而未愈。余嘱其回忆服用前后的情况，多谓服后反而增加血量者，不知何故云云。余随给予解释，才恍然大悟。其实当归不仅出血期间不宜用，凡妇科病中有阴虚火旺者均非所宜。故对常用中药使用的宜忌，有加以详细阐明并广为宣传的必要，以免贻误也。

论柴胡的运用

柴胡，以伞形科多年生草本植物狭叶柴胡的根入药，处方名称为北柴胡，以别于石竹科植物的银柴胡。前者入药时代较早而用途较广；后者入药时代较晚而功效着重于清解虚热。本文只限于北柴胡的论述。

柴胡自汉代张仲景《伤寒论》以降，为历代医家所常用。《神农本草经》列之为上品，称其味苦性平，主治心腹肠胃中结气，饮食积聚，寒热邪气，推陈致新。《本草纲目》称其能平肝、胆、三焦、包络相火，及治头痛眩晕，目昏赤痛障翳，耳聋耳鸣，疗诸疟及肥气寒热，妇人热入血室，经水不调。《本草备要》概括其作用为宣散、发表、和里、退热、升阳。《伤寒论》、《金匮要略》以柴胡为主药者如小柴胡汤、大柴胡汤、柴胡桂枝汤、柴胡加龙骨牡蛎汤等，基本以解退邪热为主，故柴胡用量最重，比起方中其他各药的用量，大约加重一倍。例如小柴胡汤中柴胡半斤，其他各药均三两而已。后世以柴胡舒肝解郁为主之常用方如逍遥散（《太平惠民和剂局方》）、柴胡疏肝散（《景岳全书·古方八阵》）中，柴胡与其他配伍药物的用量大致相等。另外，以柴胡作为升举阳气之佐使药者有补中益气汤（《脾胃论》）、完带汤与定经汤（《傅青主女科》）等，则用量均轻。各类医著方剂之用柴胡者甚多，不胜枚举，但基本不出上列三类范围，以上仅列举一些有代表性者为例耳。

叶香岩在《三时伏气外感篇》中有"柴胡劫肝阴"之说，这对后学者之使用柴胡影响颇大，用之不免有戒心。广东有些地区的医生怕用柴胡，患者也怕服柴胡。从医学流派来看，温病学派少用甚或不敢用柴胡，伤寒学派则常用或重用柴胡。对于柴胡究应如何掌握运用，是值得深入研究并定出一个规范的。

其实，药物性能总是有所偏，医生用药，就是用以补偏救弊，用得其当，则效如桴鼓；用得不当，即甘草、大枣，也不适宜。对柴胡之使用，更是如此。运用时必须很好地掌握其性能、气味、归经、配伍、分量、禁忌等，才能发挥其所长而避免其副作用。兹就个人对运用柴胡的经验体会阐述于下，以供参考。

一、用于疏解外邪以退热

柴胡味苦微寒，能升散解表，为清解少阳、肝胆、三焦经邪热之要药，主治往来寒热、胸胁满痛、口苦头痛等证。据现代药理研究，柴胡具有抗菌、抗病毒、退热等作用，并能镇静、镇痛。在体外试验，它对流感病毒和结核杆菌的生长及疟原虫的发育均有抑制作用，同时还有利肝及抗肝脂、促进肠蠕动等功能。这与历代本草所记述之功效相符。从中医药的理论来说，由于它能宣升表散，所以对于伤寒早、中期的发热，也就是邪热留恋于太阳、少阳经时之发热或往来寒热者，可用它作为退热之主药。但必须舌质不红绛，舌苔白或微黄而不干燥，亦即邪在卫分、气分而未入营伤阴者，才可使用。作为宣散退热之用，则剂量宜稍重，可用至 15～18 克，同时应配伍黄芩、芍药、栀子、茵陈之类，以助其退热之功。若热病已伤阴，津液亏损及肝阳上亢，舌质红绛而干，少苔或光绛无苔者，则应忌用。叶香岩因针对幼科患暑疟，庸俗者不问其是否伤津伤阴而滥用柴胡解表之药，指出这是不符合辨证论治原则的。所谓"柴胡劫肝阴"之言，应理解为肝阴亏损者，不宜再用柴胡升散解表以再耗其阴。按柴胡含有挥发油（内有柴胡

115

醇）、脂肪油、植物甾醇等，对身体有一定的刺激作用，故在伤阴阶段，则不适用。

二、用于疏肝、解郁、调经

柴胡能平肝胆、三焦相火及解胸胁中结气，治头痛眩晕，月经不调，这是柴胡宣散气机的作用所取得的效果。方剂中以逍遥散、丹栀逍遥散、四逆散等为代表。逍遥散功能疏肝解郁，健脾养血。治肝郁血虚而致两胁作痛，头痛目眩，口燥咽干，神疲食少，或见寒热往来，月经不调，乳房胀痛。近代也用于慢性肝炎之属于肝郁脾虚者。逍遥散从舒肝健脾着眼，仲景谓见肝之病，当先实脾，以防木病克土。若兼肝经郁热者，则加丹皮、栀子，以清肝胆之郁热。四逆散功能透解郁热，疏肝理气，其人或咳、或悸、或小便不利、或腹中痛、或泄利下重者。近代也用于急、慢性肝炎，肋间神经痛，胃及十二指肠溃疡等属于肝气郁滞者。本类方剂，宜配伍芍药、当归、枳实、甘草等。柴胡用量宜适中，与配伍药分量大体相同，一般可用 6～9 克。

三、用于升举阳气

柴胡具有升举阳气之功，但必须与补气健脾药相伍，以发挥其辅佐的作用。凡气虚下陷，清浊不分，以致洞泄寒中，脱肛、癥疝、崩漏、带下、月经不调等，须于补气健脾药中，配以少量之柴胡，以助其升阳之效。此法如李东垣之补中益气汤、傅青主之完带汤、定经汤等均属之。补中益气汤是于参、芪、术、草等补气健脾药中，加入三分之柴胡；完带汤则于白术、苍术、人参、淮山药、陈皮、甘草等健脾燥湿药中，配以六分柴胡；定经汤则于茯苓、淮山药、菟丝子、当归等健脾补肾药中，佐以五分柴胡。其分量均不到一钱，故柴胡之用于升阳者，用量以 3 克左右为宜。从中药升降浮沉之理论来说，量轻则有利于升浮也。

有些人使用柴胡，不讲求配伍和用量，不论用于什么病，一律 10 克左右，这是不符合中医用药之原则的。须知同一药物，用量不同，可以有不同的效果。如黄芪轻用可以升高血压，重用则可降低血压；白术用 10～15 克可以健脾止泻，重用至 60 克却能润下大便而治便秘（宜配 30 克生地）。这些例子不少，中西药都有类此情况。有些人以为中药用量可以随便，这是轻视中医中药的一种表现。中药用量轻重不同，功效各异，不独柴胡为然也。

117

对"柴胡劫肝阴、葛根竭胃汁"的评议

温病学派代表人物之一的叶天士在《三时伏气外感篇》和《幼科要略》中都提出了"柴胡劫肝阴，葛根竭胃汁"之言，由于叶氏是医学名家，此言对后世影响很大，尤以江南一带为甚。叶氏此言，是在论治小儿暑疟症中说的，历来对此有不同的见解。如徐灵胎在该段的眉批云："古人治疟，独重柴胡，此老独不用柴胡……历古相传之定法，敢于轻毁，即此一端，其立心不可问矣。"又在批注云："此说何来？此老终身与柴胡为仇，何也?!"可见徐氏是极力反对此说的。查叶氏在《临证指南医案·疟症》的170案中，基本上没有用柴胡、葛根，其中只有一例用柴胡梢，而比较多用者为青蒿、知母、黄芩、草果、花粉、乌梅、麦冬、半夏、鳖甲等药。徐氏又在叶氏疟疾医案之后加具评语说："古圣凡一病有一方，如疟疾，小柴胡汤，主方也。证象不同，总以此方加减。或有别证，则不用原方亦可。盖不用柴胡汤而亦愈者，固有此理，若以为疟疾而断不可用柴胡，则乱道矣。……夫柴胡汤少阳经之主方，凡寒热往来之证，非此不可，而仲景用柴胡之处最多。《伤寒论》凡伤寒之柴胡证有数论，但见一证便是，不必悉具。其推崇柴胡如此。乃此老偏与圣人相背，独不用柴胡。譬之太阳证，独不许用桂枝；阳明证独不许用葛根，此必无知妄人，岂有老名医而有此等理论者，真天下之怪事也。"徐氏对叶氏这一论说，抨击甚烈，其中未免夹杂有崇古的偏见。其实，温病学家就是具有向前发展精神而突破伤寒论范畴、创立新见的。故王孟英反驳徐氏之言曰："柴、葛之弊二语，见林北海重刊张司农《治暑全书》，叶氏引用，原非杜撰，洄溪（即徐灵胎）妄评，

118

殊欠考也。"徐、王二氏各有不同意见，如何评价叶氏这两句话？我以为应结合临床实践来考虑。

叶氏此语，是针对小儿暑疟的用药而发的，且对当时的医者具有纠偏之意，原非概论柴胡、葛根之性能。查柴胡气味苦平。《本经》谓其主治心腹肠胃中结气、饮食积聚、寒热邪气，能推陈致新。《本草纲目》谓其"治阳气下陷，平肝胆三焦包络相火及头痛眩运，目昏赤痛障翳，耳鸣聋，诸疟，及肥气寒热，妇人热入血室，经水不调，小儿痘疹余热，五疳羸热。"柴胡有两个不同品种，一为北柴胡，一为银柴胡，作用有所不同，一般所用之柴胡，主要是指北柴胡而言。综合各家本草所言柴胡的作用和功效，可归纳为下列四项：①升举阳气，须与人参、黄芪、白术配伍。②退热，尤适宜于往来寒热，宜与黄芩相配伍。③舒肝解郁，调和肠胃，宜与白芍、枳实、甘草相配伍。④调理月经，须与当归、白芍相配伍。柴胡是气分之疏解药，据个人的经验，邪在气分而未入营分及阴津未亏损者可用，若舌质红绛无苔而干者忌用。暑疟容易伤阴，这可能是叶氏提出"柴胡劫肝阴"之所本，他不用柴胡治疟，而改用青蒿等，确属一种发明，现已证明青蒿中所含之青蒿素，是治疟之良药，这不能不说是叶氏之经验。因为一种病多种药都会有效的，经过历史的验证和比较，后来发现的药可以比以前所用的药效果更佳，这是医药发展必然的趋势。柴胡有它的疗效，但也有它忌用的情况。叶氏提出柴胡劫肝阴之言，可能也是针对当时医者滥用柴胡之警惕语。如寇宗奭云："柴胡《本经》并无一字治劳，今人治劳方中，鲜有不用者，呜呼！凡此误世甚多。……若或无热，得此愈甚，虽至死，人亦不怨，目击甚多。日华子又谓补五劳七伤，药性论亦谓治劳乏羸瘦，若此等病，苟无实热，医者执而用之，不死何待？！"由此可见当时滥用柴胡之一斑。叶氏在此二语之前说："若幼科，庸俗但以柴胡去参，或香薷葛根之属"，继而才曰"不知柴胡劫肝阴、葛

119

根竭胃汁"。所谓柴胡去参，即指用小柴胡汤去人参，或用香薷葛根以治小儿暑疟，有药不甚对证之处，这条语句，具有对滥用柴胡、葛根者加以纠偏之意。柴胡虽可退热，但对肝阴亏损或暑热伤津者，实不宜用也。

葛根气味甘平，《别录》谓"生根汁大寒"，《本经》谓其主治"消渴，身大热，呕吐，诸痹，起阴气，解诸毒。"《本草纲目》谓其能"散邪火"。葛根原是甘凉解肌清热发表之品，具有升发津液之作用，使胃津上承，故能治中上焦之消渴。张元素谓其能"升阳生津"。若属于虚证之气不化津，口舌干渴，则非葛根所宜了。且升发太过，表散出汗过多，对胃液反而有影响，故苏颂指出"勿多用"。我们曾以葛根煎液作离体蛙心的药理试验，滴进一二滴葛根煎液后，蛙心很快便停止跳动。据日本三浦孝次报道，葛根含有一种生物碱，具有很强的乙酰胆碱样作用，表现为心脏抑制、血管扩张、内脏平滑肌兴奋、括约肌松弛等。根据在临床上的观察，凡体弱之人喝了大剂之葛根煎液，往往会感到头晕、作闷、出汗等现象。故心、胃虚弱者服用葛根是要慎重的。《药学大辞典》指出："凡阴虚火炎与上盛下虚者忌用。"小儿是稚阴稚阳之体，对葛根使用应加谨慎，尤其不宜用量过大。叶氏谓"葛根竭胃汁"，可能是根据这些现象来说的。总之，叶氏对柴、葛的提法，虽不够全面，并有语焉不详之缺点，但他针对一些人滥用柴、葛而予以纠偏，是有其一定意义的。惟因此而影响后人不敢使用柴、葛，不能发挥二药应有的疗效，这点是叶氏始料所不及的吧。寇宗奭指出："注释本草，一字亦不可忽，盖万世之后，所误无穷，可不慎哉！"这些话，对科学工作者来说，是非常重要的。

《内经》有关妇产科条文阐释

我国古典医著《内经》论及与妇产科有关的内容达三十条，涉及解剖、生理、组织胚胎、病理、疾病、诊断、治法、方药等各方面，对后世妇产科学的发展，具有深远的影响。一个学科的存在，有源有流，《内经》这些条文可说是中医妇产科之源头，为了深入研究一门学科，应该从源到流，以了解其发展之全过程。《内经》主要是运用古代自然哲学的基本原理，结合人体的实际情况以探讨医学上的问题，它是唯物的，而且范围广泛，由于全书不是出于一时一人之手，故往往分散而不集中。为了使有关妇产科的条文有所联系，有必要把它汇集起来，并加注释，这对于中医妇产科的研究，会有一定的帮助。

【原文】脑、髓、骨、脉、胆、女子胞，此六者，地气之所生也，皆藏于阴而象于地，故藏而不泻，名曰奇恒之腑。（《素问·五脏别论》）

阐释：我国古代是有过人体解剖的，正如《灵枢·经水》篇云："八尺之士，皮肉在此，外可切循而得之。其死，可解剖而视之。"故知道妇女的解剖生理特点是有女子胞。女子胞，《神农本草经》已称为子宫，紫石英条云"主女子风寒在子宫。"脏与腑的定义，脏是藏精气而不泻的；腑是传化物而不藏的。女子胞形体似腑，而功能似脏，但不同于传化物之腑，而具有藏精气之作用，故称为奇恒之腑。《类经》说："女子之胞，子宫是也，亦以出纳精气而成胎孕者为奇。"女子胞是妇女主要的内生殖器官，是产生月经和孕育胎儿的基地，有定期的藏、泻。但其主要功能，实以藏为主。子宫内膜的增厚，目的是准备受精卵的着床，到一定时期无受精卵着床，则自然剥

121

落而排出经血，再作第二次的准备。月经以一个阴历月左右为定期藏、泻；如果是妊娠了，则为十个阴历月左右的定期藏泻（妊娠期至分娩）。这是女子胞的生理特点，也是它所以称为奇恒之腑的原因之一。谓其"藏于阴而象于地"，因它处于下腹部膀胱之后直肠之前，能贮藏阴精而孕育后代，像大地之收藏生化万物。地气属阴，女子胞的功能似脏，脏也属阴，腹腔之最下部亦属阴，故曰藏于阴也。六个奇恒之腑中，女性以女子胞最为突出。

【原文】故生之来谓之精，两精相搏谓之神。（《灵枢·本神》）

阐释：自此以下三条，相当于原始的组织胚胎学。

万物的生化，都由禀受先天之精而来。人胚的形成，乃禀受父母之精的结果，父母两种生殖之精相结合，乃成为受精卵，进而发展为胚胎。故两精相搏乃为人生之起始。《类经》云："两精者，阴阳之精也。搏，交结也。"《千金方》谓"妊娠一月名始胚"，受精卵着床于宫腔，是早期的胚胎了。神，指物质中所孕育的生机。《类经》说："故人之生也，必合阴阳之气，构父母之精，两精相搏，形神乃成。"形是物质的形体，神是精神活力，即物质中所含的生机。精与卵是生殖之物质，但必须具有活动之生机才能结合，结合以后才能发展，这是神的含义。

【原文】两神相搏，合而成形，常先身生是谓精。（《灵枢·决气》）

阐释：本节与上节联系起来，意义更为明显。父母所排出的能够生殖之精，必然是均具有生机的，否则就不可能结合。两神相搏，即指两种均具有生殖活力之精相结合，便构成新的形体，即现在所称之受精卵。由此而逐渐发展成为胚胎及胎儿。从父母各自的生殖之精，两相结合以后便成为比较复杂和高一级的生殖之精，进一步发展为胎儿的躯体，故曰"常先身生是谓精"。上节所言精，是父母各自的生殖之精，本节所言之精，是指结合后较为复杂的高一层次的生殖之精，即受精卵之意，它是生化身体的基础。

【原文】人始生，先成精，精成而脑髓生，骨为干，脉为营，筋为刚，肉为墙，皮肤坚而毛发长。（《灵枢·经脉》）

阐释：本节与上节联系起来，是进一步阐述胚胎生长发育的程序。本节之精字，与上节精字的含义相同。人生之始，先由受精卵逐渐发展成为胎儿。胎儿的成长，有脑、髓、骨、脉、筋、肉、皮肤、毛发。神经系统的脑髓，胎儿是首先发展的。骨是人体的支柱，脉以运行血气营养周身，筋腱对肌体具有坚韧刚劲的作用，肌肉皮肤外卫脏腑骨脉，像一堵厚厚的墙。这是概言胎儿生长发育的进程和各种组织的作用。古人采取类比之法加以概述。

【原文】女子七岁肾气盛，齿更发长；二七而天癸至，任脉通，太冲脉盛，月事以时下，故有子；三七肾气平均，故真牙生而长极；四七筋骨坚，发长极，身体盛壮；五七阳明脉衰，面始焦，发始堕；六七三阳脉衰于上，面皆焦，发始白；七七任脉虚，太冲脉衰少，天癸竭，地道不通，故形坏而无子也。（《素问·上古天真论》）

阐释：本条阐述妇女从青少年生长发育而至衰老各个阶段的生理全过程。其中起主导作用的是肾气。肾气盛则天癸至、任脉通、太冲脉盛而月经按期来潮并具有生殖能力；肾气虚则冲任脉衰少、天癸竭、绝经无子。这可用图式示意如下：

肾气→天癸→冲任→子宫→（月经或妊娠）

上述是女性生殖系统的一个轴，必须互相协调，以维持其正常功能。中医所言的肾，除与膀胱相为表里而主水液代谢之重要环节外，更主要的是主生殖功能。这包括生殖器官和与生殖有关的一切功能作用在内，因为中医没有另列生殖系统，而用肾加以赅括，故中医肾的范围是比较广的。女子7岁左右，体内先天之肾气得到后天水谷精气之滋养而开始旺盛，身体便

123

有一些变化。肾主骨，齿为骨之余，那时开始更换乳齿；肾气其华在发，故头发也华润而修长。这是青春前期。14岁左右肾气逐渐成熟，体内便产生天癸这种与生殖功能有关的微量物质，它不论男女，到达青春发育期便在体内出现，到了老年期便逐渐衰退。马玄台注释说："天癸者，阴精也。盖肾属水，癸亦属水，由先天之气蓄极而生，故谓阴精为天癸也。"《景岳全书·阴阳篇》云："元阴者，即无形之水，以长以立，天癸是也，强弱系之，故亦曰元精。"王孟英引俞东扶之言曰："血与精之外，别有一物谓天癸者。"综上所述，明确指出天癸是体内所产生的一种物质，乃肉眼所看不见而客观存在的一种微量体液（属水），其作用关系到人体的生长发育和强弱、月经的来潮或闭止及有无生殖能力，是很重要的物质。这与现代医学所说的生殖内分泌素相同。冲为血海，任主胞胎，"冲任二脉皆起于胞中"，冲脉起于曲骨旁开二寸之气街（亦名气冲），并少阴经挟脐上行；任脉起于中极之下以上毛际，循腹里上关元。二脉之起点与循行路径及其作用，与子宫和卵巢所在位置及其功能有密切关系。在男子则与睾丸阳具有关，男子去势，则伤其冲脉。《灵枢·五音五味》篇说："宦者去其宗筋，伤其冲脉。……其有天宦者，其冲任不盛，宗筋不成。"女子之子宫与卵巢，与男子之阳具、睾丸，其功能作用有其相似之处。可见冲脉任脉是直接与生殖系统的功能作用有关，故曰肾主生殖，又曰冲任之本在肾，意义已很明显。故妇科特别重视冲任，因妇科病都是生殖系统的病变。徐灵胎在《医学源流论》指出："冲任二脉皆起于胞中，上循背里，为经络之海，此皆血之所从生，而胎之所由系，明于冲任之故，则本源洞悉，而后所生之病，千条万绪，可以知其所起。"可见冲任二脉对妇科的重要。

　　21～27岁的妇女身体发育成熟，是盛壮时期，也是比较适合生育的时期，可以结婚生子。古人提出"女子必二十而后嫁"，反对早婚，这与我国《婚姻法》规定女子 20 岁才能结婚，是不谋而合的。35 岁以后，妇女身体情况一般便会不如前了。到 49 岁左右，生殖器官与功能开始衰退，冲任二脉衰少，天癸这种物质也减少，月经也逐渐断绝而不来潮，因而缺乏生殖能力。上述年龄阶段，是从一般生理上大体而言，个别会提前早衰或延迟衰老的。由于体质的不同和各种因素的影响，有些妇女 40 岁前便提前绝经，有些则 50 多岁仍能生育，这是个别的情况。《内经》本条所论，基本是符合一般人的实际，故为后世医家所遵从。

【原文】其有年已老而有子者，何也？此其天寿过度，气脉常通，而肾气有余也。此虽有子，男子不过尽八八，女子不过尽七七，而天地之气皆竭矣。（《素问·上古天真论》）

阐释：本条论述男女一般的生育年龄，妇女到四十九岁左右便进入绝经期，绝经后当然不再有生育能力。一般到 40 岁以后生殖功能已有所下降，这里所说的"年已老"，是指 40 岁以上之妇女。原文说："六七，三阳脉衰于上，面皆焦，发始白"，说明这时已开始转入衰退期。文中指出年已老而有子是肾气有余，说明肾气与妊娠的关系。但一般妊娠不会超过七七之年。男子一般六十四五岁以后，生殖能力也减退很多。天地之气，意即指男女双方之肾气。

【原文】妇人无须者，无血气乎？岐伯曰：冲脉任脉皆起于胞中，上循背里，为经络之海，其浮而外者，循腹右上行，会于咽喉，别而络唇口，血气盛则充肤热肉，血独盛则澹渗皮肤生毫毛。今妇人之生，有余于气，不足于血，以其数脱血也。冲任之脉，不荣唇口，故须不生焉。（《灵枢·五音五味》）

阐释：胡须、腋毛、阴毛的生长，月经的定期来潮，乳房发育丰满等体征，分别为男女性征的不同表现。男子有胡须、腋毛、阴毛；女子有腋毛、阴毛但无胡须，有月经及乳房隆起，这是男女青春期后主要不同的体征，这与生殖器官不同及

125

性腺内分泌素有关。女子从青春期至绝经期约 35 年左右，除妊娠及哺乳期外，健康的妇女每月均有月经排出，月经的主要成分是血。妊娠后赖血下聚以养胎；分娩时要耗损一定的血量；产后也有一段时期有血性分泌物恶露的排出；哺乳期则血化为乳汁。故经、孕、产、乳都要以血为用，所以妇女以血为主。而月经与产褥都要耗血，故曰数脱血也。从气血相对来说，一般会形成气有余而血不足的情况。冲为血海，任主胞胎，故妇女冲任二脉，主要作用于月经与妊娠，而不荣于唇口，故没有胡须。这是男女生理上不同的表现。

【原文】任脉者，起于中极之下，以上毛际，循腹里，上关元，至咽喉，上颐、循面入目。冲脉者，起于气街，并少阴之经，侠脐上行，至胸中而散。任脉为病，男子内结七疝，女子带下瘕聚。冲脉为病，气逆里急。督脉为病，脊强反折。督脉者，起于少腹以下骨中央，女子入系廷孔，其孔，溺孔之端也。其络，循阴器合篡间，绕篡后。别，绕臀至少阴，与巨阳中络者合。少阴上股内后廉，贯脊属肾，与太阳起于目内眦，上额交巅，上入络脑，还出别下项，循肩髆，内侠脊抵腰中，入循膂络肾。其男子循下至篡，与女子等。其少腹直上者，贯齐中央，上贯心入喉，上颐环唇，上系两目之下中央。此生病，从少腹上冲心而痛，不得前后，为冲疝。女子不孕。癃痔遗溺嗌干。督脉生病治督脉，治在骨上，甚者在齐（脐）下营。（《素问·骨空论》）

阐释：本条详述冲、任、督三条经络的循行路径及其所生病。它们同起于下腹之会阴，一源而三歧，同起而异行，均与下部生殖系统之疾患有密切关系。"并少阴之经"句，《素问识》按虞庶云："《素问》曰'并足少阴之经'，《难经》则言'并阳明之经'，况少阴之经，侠脐左右各五分；阳明之经，侠脐左右各二寸，气冲又是阳明脉气所发，以此推之，则冲脉自气冲起，在阳明、少阴经之内，侠脐上行，其理明矣。"李明珍云："足阳明，去腹中行二寸。少阴，去腹中行五分，冲脉行于二经之间也。"二说可参考。马玄台曰：七疝，乃五脏疝及狐疝、癫疝也。疝病男女皆有，以痛为主，属于睾丸、卵巢之痛症。带下，此处应作广义看，即妇女前阴病之通称。瘕聚，概指妇女下腹部之肿块。冲气上逆，则为气逆；少腹内拘急或痛，则为里急。廷孔，张景岳云："廷，正也、直也。廷孔，言正中之直孔，即溺孔也。"督脉循脊络肾，其病可致不孕。齐，即脐。张景岳云："齐下营，谓脐下一寸阴交穴也。"张志聪曰："营，谓腹间之肉穴也。"可参考。

关于经络循行走向之用词，经脉由外行于内者谓之入；经络沿着特定的方向或部位循行者谓之循；经脉之分支而行谓之别；经脉贯穿通过某器官组织者谓之贯；经脉互相交叉者谓之交。明乎此，可以帮助了解经络的循行情况。

【原文】胞络者，系于肾。（《素问·奇病论》）

阐释：女性的内生殖器官主要为女子胞，肾主生殖，故女子胞属于肾的范畴。而女子胞有其附属组织，如输卵管、卵巢、各种韧带等，这是络于胞宫的组织，可以概称为胞络。胞络是系于生殖器官的。胞络之外，还有胞脉，主要是指胞宫之脉络，也是属于生殖系统之组织。

127

【原文】面王以下者，膀胱子处也。……女子在于面王，为膀胱子处之病，散为痛，抟为聚，方圆左右，各如其色形。其随而下，至胝为淫，有润如膏状，为暴食不洁。（《灵枢·五色》）

阐释：面王，即鼻头。面王以下，概指人中及唇周的位置。这部位如出现颜色的改变，可作为膀胱、子宫病变诊视上的参考。膀胱、子宫都在下腹部，前为膀胱，后为子宫，故此处可作为诊视妇科病和妇女泌尿系统病之望诊部位。如果出现散在之青黯颜色者，多为痛证；如果青黯颜色抟聚一块的，可能为癥瘕积聚之病。其形状之方圆及病色之偏于左或右，都是与内部病变情况的反映相一致的，可作为从外测内的根据。若青黯的颜色一直延至下巴，可能是严重的带下白淫病，其所排出东西有如脂膏一样。这些病可由于暴饮暴食或感染了不洁之物所引起。这种望诊法，曾引起一些学者所注意和研究，今后值得我们在临床实践中进一步加以观察和验证。

【原文】悲哀太甚则胞络绝，胞络绝则阳气内动，发为心下崩，数溲血也。……思想无穷，所愿不得，意淫于外，入房太甚，宗筋弛纵，发为筋痿，及为白淫。（《素问·痿论》）

阐释：本节揭示男女双方的一种痿证的病因。胞络，有释为心包络者，但从后文谓"入房太甚，宗筋弛纵，发为筋痿，乃为白淫"来看，则理解为生殖系统之胞络亦无不可。宗筋，《素问·厥论》说："前阴者，宗筋之所聚。"男子则为阳具，在妇女则为外阴部。在男子固然有阳痿，在妇女也有阴痿而缺乏性欲者。白淫，张志聪注释说："欲火盛而淫精自出也。即今之所谓带浊。"马玄台说："在男子为精滑，在女子为白带。"总的来说，精神因素的悲哀太甚，是会影响性生殖系统之功能的，男女均然。加以不节房事，耗散太过，更易引致阳痿、阴痿。男子则为滑精；在女子则为肾虚带下不止之白淫。

【原文】肾脉……微涩为不月。（《灵枢·邪气脏腑病形》）

阐释：肾脉，指尺脉。《脉经》以左右手尺中神门以后脉虚者为肾虚，属足少阴经。微涩，乃精血亏损之脉，微而且涩见于尺中，乃肾气虚衰，精血亏损之候。不月，即月经不按期来潮，甚或闭经。肾气不足，肾阴亏损，则天癸不至，冲任不盛，故主月事不来。从临床体验，月经稀发及闭经的患者，多因肾阴不足，肾阳不振所致。治法须先滋肾养血一段时间，使肾阴阳充盛，进而温通利守，才易收效。

【原文】石瘕生于胞中，寒气客于子门，子门闭塞，气不得通，恶血当写不写，衃以留止，日以益大，状如怀子，月事不以时下，皆生于女子，可导而下。（《灵枢·水胀》）

阐释：癥瘕，指下腹腔内之肿块。扪之有形，坚硬不移，痛有定处者为癥；若聚散无常，推之可移，假物成形者为瘕。石瘕，指按之有硬实感，但非实质性之肿物，而是一种假物成形之象，故称为石瘕。石，只形容其硬实感耳。既非实质性之肿物，故名瘕而不名癥。胞中，概指内生殖器所在之范围，而非定指子宫。《内经》云："冲任二脉，皆起于胞中"，冲任男女皆有，如《内经》云："宦者去其宗筋，伤其冲脉。"又说："其有天宦者，冲任不盛，宗筋不成"可证。男子没有子宫，而冲任也是起于胞中，可见胞中不是实指胞宫也明矣。子门，乃胎儿所从出之门，指子宫口及其所在之位置。寒主收引，足以阻塞血脉不通，女子月事不来而腹部膨大状如怀子，既曰状，则不是妊娠可知。由于阴道闭锁，以致气不通。写，同泻，经血当泻出而不能泻出体外，以致瘀血潴留，说明又不是先天性的原发性无月经，其所以无月经来潮只是子门闭塞而已，由于经血在下腹部壅阻，愈积愈多，故腹部膨大如怀子之状。若能将蓄积之血导下，则证候可除。导下，是一种外治法，如仲景之用蜜煎导、猪胆汁导、膏发煎导等，均是将药物纳入肛门内以引导大便之法。本条既属月事不以时下，则导之之法，当然是从前阴导之。如何导法？却没有进一步指出。此处所言之石瘕，从整段文字之描述，可能是先天性的处女膜闭锁或阴道闭锁症，以致月经潴留而不能排出体外，如用手术切开导下其经血，则瘕证便愈。故曰可导而下。有人认为石瘕是子宫肌瘤，不确。因子宫肌瘤不会闭经，相反的往往是月经过多，而且子宫肌瘤属实质性肿物，属于癥的范畴而不是瘕了。

【原文】肠覃如何？岐伯曰：寒气客于肠外，与卫气相搏，气不得营，因有所系，癖而内着，恶气乃起，息肉乃生。其始生也，大如鸡卵，稍以益大，至其成，如怀子之状，久者离岁，按之则坚，推之则移，月事以时下，此其候也。(《灵枢·水胀》)

129

阐释：覃，字义为深广之意。肠覃是指肠所在之腹腔长了一个较大的肿物，虽名肠覃，但并非肠本身的病变，而只是寒邪客于肠外，障碍气机的运行，使组织得不到正常的供养，病邪有所附着而癖结于内，因而生长如息肉的东西，这种东西可以由小到大，最初如鸡蛋，以后逐渐增大有如十月怀胎样，病程可以迁延若干年。这些肿块扪之硬实，但推之则可以移动，而月经仍按月来潮，这是与石瘕主要的不同。根据本条所描述，与卵巢囊肿或卵巢癌相似。它的情况是癖而内着，按之则坚，显示属于实质性之肿物。由于生长在腹腔内，故推之可移。不是胞宫的病变，故月事以时下。既云月事以时下，说明是属于妇科的一种疾病了。

【原文】有病肾风者，面胕痝然壅……小便黄，目下肿，腹中鸣，身重难以行，月事不来。……月事不来者，胞脉闭也。胞脉者，属心而络于胞中。今气上迫肺，心气不得下通，故月事不来也。（《素问·评热病论》）

阐释：人是一个整体，全身性疾患可以导致妇科经、带之病。本条论述肾病水肿从而引起闭经的病变。月经的能否正常来潮，与主血气的心、肺具有一定的关系。心主一身之血脉；肺主一身之宗气。如血气运行受阻，必然影响到月经。肾风，是肾炎水肿，它影响到月事不来，当然是亚急性或慢性肾炎之类，从其所描述的症状为面部、目下、下肢都痝然壅，由于从下到上都有水气蓄积，所以身重难以行，证是比较深重的。肾者主水，肾又主生殖，故水肿之重症，往往影响到月经。月经之来潮与否与胞中之血脉有关。胞脉统属于心，心既主一身之血脉，亦主神明。中枢神经系统之功能，一部分属心所主，心气不能下达于胞宫，则胞脉闭而不通，故月事不来。其主要之病机，是由于水气壅积，阻隔气机，使气血不能正常运行流通所致。

【原文】二阳之病发心脾，有不得隐曲，女子不月。其传

为风消、其传为息贲者，死不治。（《素问·阴阳别论》）

阐释：二阳，谓手阳明大肠经及足阳明胃经也。心脾，《黄帝内经太素》作心痹，意谓二阳之病发为心痹之疾，可作参考。隐曲，有谓作"难以告人之隐情"解。但《素问》隐曲二字凡五见。《阴阳别论》中还有"三阴三阳俱搏，心腹满，发尽，不得隐曲"。又《至真要大论》有"太阳之胜，凝溧且至……阴中乃疡，隐曲不利，互引阴股，筋肉拘苛，血脉凝泣……寒入下焦，传为濡泻"。同篇又云："太阴在泉，客胜则足痿下垂，便溲不时，湿客下焦，发为濡泻，及为肿隐曲之疾。"《风论》有"肾风之状……隐曲不利"。综观各条所论，隐曲之义，乃指下阴小便不利之候，故曰隐曲不利，且均与浮肿病相联系。心、脾之病，均可致浮肿而小便不利。而小便不利之浮肿病，迁延日久，妇女可致月经闭止。风消，指身体特别干瘦，慢性肾炎发展至肾萎缩之尿毒症，则身体反而消瘦，这是最危重之病，故曰传为风消，是经过一定的传变才会成为风消病的。息贲，指严重的喘息，心脾病的水肿上逆而压迫胸膈，则可致严重的气喘，这都是比较严重的证候。在当时的条件下，确是难以治疗的。《黄帝内经太素》在"死不治"之上还有"三日"二字。

131

【原文】有病胸胁支满者，妨于食，病重则先闻腥臊臭，出清液，先唾血，四肢清，目眩，时时前后血，病名为何？何以得之？岐伯曰：病名血枯。此得之少年时，有所大脱血，若醉入房中，气竭伤肝，故月事衰少不来也。治之奈何？复以何术？岐伯曰：以四乌鲗一藘茹，二物并合之，丸以雀卵，大如小豆，以五丸为后饭，饮以鲍鱼汁，补肠中及伤肝也。（《素问·腹中论》）

阐释：本条论述的血枯经闭，乃由慢性胃肠病（如见胸胁支满、妨于食、怕闻腥臊臭、唾清涎等症可知）而伴有反复出血的严重贫血症所导致。唾血、大小便下血，又加上不节房事，以致血崩、产后大出血等一系列的耗血，故属于血枯经闭。月事衰少不来，是由于月经稀发、量少而渐至停闭，这是虚证闭经的表现。年少纵欲，饮酒至醉而同房，酒能兴奋一时，并能伤肝。房劳过度，足以耗损肾精。肝藏血，肾藏精，肝肾亏损，精血虚衰，因而导致月事衰少不来。宜先止其胃肠之出血及补虚以治本；散其恶血以治标，标本并治，月经才会恢复。乌鲗骨对胃肠出血有良效，并能补肾。《本草纲目》李时珍云：“乌鲗骨，厥阴血分药也。其味咸而走血，故血枯血瘕、经闭崩带……诸血病皆治之。”本条所述，先有唾血、大小便下血等候，故用乌鲗骨四份以为君而止血，兼以补肾，堵其耗血之源及补肾以治本。蘆茹，亦作茹藘，一名屈居，味辛性寒平，有小毒，主散恶血，因出血患者多有瘀血蓄积，故用一份蘆茹以为臣。张景岳在《类经》注释中认为蘆茹即茜根，因茜根一名茹藘，后世有认为蘆茹二字可能倒置。但亦有人认为蘆茹是另有一物者，可参考。从临床上本方用茜根亦确有良效。茜根性味苦寒无毒，通经脉，活血行血，世人多用以治女子经水不通，以一两煎酒服之良效。雀卵，即麻雀蛋，有补益精血之功，女子带下血闭可用。鲍鱼汁，《本草纲目》谓治女子血枯病伤肝、补肠，其源即出自本条。雀卵与鲍鱼汁，均属补益之品。全方组成，是以止血补虚为主，去瘀血通经为辅。因本病由于胃肠出血而致虚损，加以醉后入房伤肝，故曰补肠中及伤肝也。产时及产后大出血所造成之闭经，即现代医学所称之席汉病，也可属于血枯经闭的范畴。有报道用人参、炙甘草调治痊愈之例，亦有报道用仙茅、炙甘草治愈者，可供临床上参考。

【原文】阴虚阳搏谓之崩。(《素问·阴阳别论》)

阐释：本条论述血崩的一种机理。人体阴阳二气必须和调，即两者维持相对的平衡，以保持生理常态。阴虚可致阳气偏亢；阴盛可致阳虚，这是阴阳消长之理。阴虚阳搏，即阴虚而导致阳气偏亢之意。阴虚是本，阳气搏激偏亢是标。阴不和阳，或阴不维阳，则阳气搏激，阴血为阳气所冲激，血得热则行，血热妄行，可致崩中下血。这是导致崩中的一种病机，并非全部崩中都是由于血热。就算是因阴虚而致阳气偏亢，调治时亦应以滋阴潜阳为主，不宜妄用苦寒清热。或于滋阴之中，佐以清热之品为宜。因阴气滋长，即能涵养阳热，使不致过亢矣。后人往往根据本条经文，认为血崩均是热迫血妄行，不够全面。

【原文】妇人手少阴脉动甚者，妊子也。（《素问·平人气象论》）

阐释：手少阴，全元起本作足少阴，可参考。《脉经》云："尺中肾脉也。尺中之脉，按之不绝，法妊娠也。"临床上多以尺脉动甚，按之不绝作为测候妊娠脉象，故似以全元起本较为合理。手少阴脉之解释，各注家之意见不一，王冰等指为心经脉的神户穴，张志聪等指为督脉，可供参考。

【原文】阴搏阳别，谓之有子。（《素问·阴阳别论》）

阐释：本条也是妊娠之脉诊。阴，是指尺脉，阳指寸脉。尺脉搏动应指有力与寸脉有显著之区别，也是妊娠的一种脉象。尺脉属肾，肾气旺盛，乃妊娠的表现。王冰云："阴，谓尺中也。搏，谓搏触于手也。尺脉搏击，与寸口殊别，阳气挺然，则为有妊之兆。"妊娠之诊断，这仅从脉诊而言，必须四诊合参，结合必要的妇科检查和其他的物理、化验的辅助检查，才能确诊。

【原文】何以知怀子之且生也？身有病而无邪脉也。（《素问·腹中论》）

阐释：怀子之且生，指怀孕后胎儿是存活的。身有病，指妊娠身体出现异乎常态的情况，如月经停止不来，或恶阻呕吐，疲倦思睡，食欲异常，乳房膨胀，腹部隆起，或伴见下肢浮肿，时或眩晕等表现。无邪脉，即没有与上述证候相应的病脉，脉象反而滑疾流利，按之不绝，这是正常的妊娠脉，从这一个侧面可以诊知其胎儿在宫内是存活的。

【原文】人生而有巅疾者，病名为何？安所得之？岐伯曰：病名为胎病。此得之在母腹中时，其母有所大惊，气上而不下，精气并居，故令子发为巅疾也。（《素问·奇病论》）

阐释：巅疾，即癫痫病。巅与癫通。古人认识到癫痫病是巅顶部的病变，即脑神经系统的病变。人生而有巅疾，指先天性的癫痫，其病是由于胎儿时期所获致。原因是妊娠期母体曾受到过度的精神刺激，特别是大惊卒恐等，因而影响及于胎儿。故我国很早已重视胎教，主张妊娠期精神要愉快，环境要比较安静，给胎儿提供良好的条件，因孕妇的精神情绪会直接影响到胎儿，这已为中外科学家所证实。重庆医学院一研究小组对于多动症的儿童进行过调查，初步印象是这些儿童在胚胎时，其母曾有较大情绪波动和心理困扰的过程，故妊娠期间要避免七情过度，以免影响到胎儿。人体的气血要有规律地循环往复，胎儿也是如此。气上而不下，精气并居于上，精灵之腑受到一时的障碍，故可发为癫痫之病。

【原文】人有重身，九月而喑，此为何也？岐伯曰：胞之络脉绝也。何以言之？岐伯曰：胞络者系于肾。少阴之脉，贯脊系舌本，故不能言。治之奈何？岐伯曰：毋治也，当十月复。刺法曰：无损不足，益有余，以成其疹。（《素问·奇病论》）

阐释：重身，即妊娠。张景岳《类经》云："妇人怀孕，则身中有身，故曰重身。"喑，音哑而不能出声也。绝，隔绝不通之意。生殖系统均属肾所主，胞络是连系于生殖器官的组织，故曰：胞络者系于肾。足少阴肾脉系于舌本。妊娠九个月，由于胎体长大，可以阻隔足少阴之脉，使舌本活动受影响，故声音嘶哑，十个月分娩以后，自然可以恢复，故云不须治疗。子喑亦作子瘖，临床上较少见，仅为个别现象而已。不足者应补，不余者应泻，这是大法。若不足者反而损之，有余者反而益之，这是犯了虚虚实实之禁，故应提出警惕。这不仅刺法如此，药物治疗也是如此。损不足而益有余，则足以增加疾病。疢，同疾，病也。

【原文】妇人重身，毒之何如？岐伯曰：有故无陨，亦无陨也。帝曰：愿闻其故，何谓也？岐伯曰：大积大聚，其可犯也，衰其大半而止，过者死。（《素问·六元正纪大论》）

阐释：毒之，指用较峻烈之药治病。本条主要就孕妇患病是否可以用较峻烈之药来治疗进行讨论。岐伯认为有是病，则用是药，所谓有病则病当之也，故曰：有故无陨，亦无陨也。对证用药一般是不会导致堕胎的，但亦只可中病即止。特别是孕妇患有大积大聚之病，而须用攻伐之药，只能去其大半便要停止，不可过剂。其实这也是治病的一般原则。仲景有"得汗止后服"，亦即此意。因为过于攻伐足以伤正，孕妇则更宜注意。

【原文】岁有胎孕不育，治之不全，何气使然？岐伯曰：六气五类，有相胜也，同者盛之，异者衰之，此天地之道，生化之常也。（《素问·五常政大论》）

阐释：五常政大论主要论述五运有平气、太过、不及所引起自然界的变化，因而对万物及人体会有一定的影响。本条论自然界运气的变化对于各种动物生殖的关系。即在同一年里，有些繁殖得很多，有些却不甚繁殖，主要在于那些动物是否与五运六气、司天在泉的运气相适应。同，即适应，能适应的便繁殖旺盛。异，即不适应，不适应的则不易繁殖。各随其气之所宜，这是天地之道，生化之理。原文着重说毛、羽、倮、介、鳞五类的繁殖情况，而未有直接说及人。但人也是生长在天地气交之中，同样会受司天在泉运气的影响，乃言在意外耳。治之不全，指孕育有不同情况。张景岳《类经》云："治，谓治岁之气。"即岁气总是会有所偏胜而不全的。

135

【原文】夫圣人之起度数，必应于天地。故天有宿度，地有经水，人有经脉。天地温和，则经水安静，天寒地冻，则经水凝泣，天暑地热，则经水沸溢，卒风暴起，则经水波涌而陇起。夫邪之入于脉也，寒则血凝泣，暑则气淖泽，虚邪因而入客，亦如经水之得风也。（《素问·离合真邪论》）

阐释：本条主要论述天地的情况受气候寒热之影响。人的血气，也同样会受到它的影响，这是"天人相应"的观点，也是内外统一的观点。今天有"气象医学"的产生，是有相似之处的。天体对地球有一定的关系，寒、热、风对地面有一定的影响，而人也同样会受到影响。寒则经脉凝滞，热则沸溢，其理是相同的。这里的经水，不能作月经解。但月经与血脉有密切的联系，会受到寒热之邪同样的影响，可以用此推理来理解。

【原文】胞移热于膀胱，则癃溺血。（《素问·气厥论》）

阐释：胞，即女子胞之简称。吴崑说："胞，阴胞也。在男子则为精室，在女子则为血室。"女子胞与膀胱相邻，一前一后，且均与肾气有关。若胞宫之邪热转移于膀胱，膀胱之气化为邪热所阻，则小便癃闭不利；若热伤膀胱血络，则可致尿血。

【原文】厥阴所谓癫疝，妇人少腹肿者，厥阴者辰也。三月阳中之阴，邪在中，故曰癫疝少腹肿也。（《素问·脉解》）

阐释：癫疝之义有三：①指男子睾丸肿大异常，阴囊胀坠不收。②指妇人少腹有物肿胀重坠而痛。③指子宫下垂，阴户亦肿胀下坠。本条所称之癫疝主要指最后一种。疝，《说文》云："腹痛也。"凡少腹有物肿大而痛，概称之为疝。癫疝，指重坠不收而痛者。辰，即农历三月之季春，厥阴经气盛于三月，月建在辰，三月阳气始盛，阴气将尽，为阳中之阴，阴邪积聚于中，注于厥阴经脉，故发为癫疝少腹肿的证候。

【原文】何谓五夺？岐伯曰：形肉已夺，是一夺也。大夺血

之后，是二夺也。大汗出之后，是三夺也。大泄之后，是四夺也。新产及大血之后，是五夺也。此皆不可泻。《灵枢·五禁》

阐释：夺与脱通，即气血津液严重耗损而脱失之意。重病或久病极度消耗，营养无从补充，以致肌肉瘦削，形体非常消瘦，俗说大肉已收，这是一夺。各种内、外、伤科疾病以致急性大出血，形成急性贫血，这是二夺。大汗淋漓不止，以致津气严重耗损，这是三夺。水泻不止，以致大量失水，这是四夺。分娩时或产后大出血，血量超过四百毫升者，这是五夺。上述五种证候，均使气血大伤，津液严重耗损，乃大虚之候，可立致休克虚脱的危候，亟宜大补元气，养血生津，以救垂危，切忌用泻法，以免犯虚虚之禁。

【原文】人与天地相参也，与日月相应也。故月满则海水西盛，人血气积，肌肉充，皮肌致，毛发坚，腠理郄，烟垢著。当是之时，虽遇贼风，其入浅不深。至其月郭空，则海水东盛，人气血虚，其卫气去，形独居，肌肉减，皮肤纵，腠理开，毛发残，膲理薄，烟垢落。当是之时，遇贼风则其入深，其病人也卒暴。……乘年之衰，逢月之空，失时之和，因为贼风所伤，是谓三虚。故论不知三虚，工反为粗；逢年之盛，遇月之满，得时之和，虽有贼风邪气，不能危之也，命曰三实。（《灵枢·岁露论》）

阐释：人生活在宇宙自然界之间，不能不受其影响，故《内经》有"天人相应"之说。本节加以具体的说明。人与天体和地球运行的自然规律，即日月的循行圆缺是相适应的。举例来说：地球上的海水潮汐是受到月球的引力所影响，月满的时候，则海水西盛，这是人所共知的，而人体各方面也会受到一定的影响。月满时人的血气也积于体表而较充盛，因此，肌肉也比较充满，皮肤致密，毛发坚固，肌肉腠理比较固闭，皮肤表面的脂垢也较多。在这个时候，即使遇到贼风邪气的侵袭，也是轻浅而不会深入的。若到了月亮亏缺时，则海水东盛，人的卫气及血气积于体表者较虚少，从形体表面来看虽然没有什么变化，但其肌肉的功能却已减弱，皮肤的作用较弛缓，肌肉腠理亦开疏薄弱，毛发没有那么荣润，皮肤表面的脂垢也易剥落，体表的抗御能力下降。在这个时候若遇到邪气的侵袭则容易深入人体，发病便会急暴。

据报道，前苏联科学家在日食开始前一小时和在日食期间以及日食结束后半小时，对健康人的血样做了大量的分析，这些分析表明，红血球——血细胞沉淀反应的速度经常变化，这种变化同日食相是一致的。这说明人体与日相应的表现。（见1981年8月31日《参考消息》）

又上海中医学院何裕民等实验证明，月廓盈亏对小白鼠的体温、氧耗量、周围血液中红白细胞计数等重要生理参数的影响，提示上述生理参数及其反映的动物功能状态可与海水一样，受着月球的影响而表现出月节律，支持人与月相应的理论，提示生物功能可能受月影响而存在着"生物潮"。（见《中国医药学报》1987年12月第6期）

又仁超同志《月经与月象》一文，报道对414名女性的调查，谓月朔前与月球处于近地点附近时，月经来潮和在潮人数均较少；上弦前后，月经来潮和在潮的人数较多。月朔是月始生的阶段，影响人体气血运行比较缓慢，其月经来潮或在潮的较少。上弦是农历初七、初八，月象已经圆了一半，也就是月廓渐满的阶段，影响到人体，血气运行逐渐充沛起来，其月经来潮或在潮的都增多。其中道理，是否如某些同志所说，为引力对于人体丘脑下部的影响，值得进一步研究。（见《任应秋论医集·月经与月象》一文）

天人相应的情况，可概括为三虚、三实。三虚者：①乘年之虚（即六气司天失守或岁气不及，邪反乘之的意思）；②逢月之空（指月廓空，即月亮亏缺之时）；③失时之和（指四时气候失和，如春应暖而仍寒，夏应热而反凉等）。逢此三者，因而易为贼风所伤，故称三虚，医者若不了解三虚的情况，便是粗工而不是好的医生了。三实者：①逢年之盛；②遇月之满；③得时之和（即气候正常）。在这种情况下，虽遇贼风邪气，也不易被它危害，称为三实。

【原文】月始生，则血气始精，卫气始行；月郭满，则血气实，肌肉坚；月郭空，则肌肉减，经络虚，卫气去，形独居，是以因天时而调血气也。……月生无泻，月满无补，月郭空无治，是谓得时而调之。因天之序，盛衰之时，移光定位，正立而待之也。故曰：月生而泻，是谓脏虚；月满而补，血气扬溢，络有留血，命曰重实，月郭空而治，是谓乱经。（《素问·八正神明论》）

阐释：上条已指出"人与天地相参也，与日月相应也"。所以，月亮初生之时（上弦），人的血气也开始逐渐充盈。精，指旺盛流通之意。卫外之气亦逐渐运行畅旺而充盛。至月亮正圆的时候，则人体的血气最为充实，肌肉坚强；到月朔无光之时，则肌肉松弛，经络空虚，卫外之气亦减弱，从人体的外形来看虽似没什么明显的变化，但体内的功能却已减退，这是受月相圆缺的影响，故医者当应天时所致机体的变化以调理血气，才会收到较好的效果。

文中指出：月初生至月将圆的时候，人体的血气与功能是向上升的阶段，故不宜用泻法，以免削弱其向上之生机；月已到正圆的时候，机体已达到最充盛之时则不用再补了，至月朔无光的时候，可暂停止针刺治疗，这是按照月相朔望圆缺的情况，运用补泻之法以进行调治，以便与日月相适应，也就是根据天时运行的顺序和机体虚实的变化，通过一定方位对日月光影的移动进行观察，以正确对待四时八正之气。反之，若月初生时使用泻法，便会致内脏元气虚损；月正圆时血气已充盛而再用补法以针刺，则会使血气扬散外溢，以致络脉中的血液留滞，这称为重实；月朔无光是一个过渡时期，故宜暂缓用针刺，否则反而会使经络中的气血紊乱。这虽是指针法，但对药物治疗，同样也可以适用的。

月的盈亏，对妇女的月经有一定的影响。《本草纲目·妇人月水》条（见卷五十二）说："女子，阴类也，以血为主，其血上应太阴，下应海潮，月有盈亏，潮有朝夕，月事一月一行，与之相符，故谓之月水、月信、月经。经者常也，有常轨也。"月经的节律为一个太阴月，健康妇女的月经周期平均为28天左右，与朔望月周期29.53天很接近。张介宾说："女体属阴，其气应月，月以三旬而一盈，经以三旬而一至，月月如潮，经常不变，故谓之月经，又谓之月信。"根据我与研究生对广州、北京922位大学女生的调查，月经期较多始于朔望月的朔日附近，而排卵期多发生在望日附近，说明月经的节律与朔望月的变化呈同步效应。根据这一情况，按照《内经》指出"月生无泻"的原则而用补法，"月满无补"而用泻法的治疗原则，以调治闭经的患者，即由新月（朔）至满月（满）用滋精血补肾气兼养肝健脾之滋经汤（菟丝子、熟地、当归、杞子、川断、女贞子、鸡血藤、淮山药、茯苓）加减；由满月后至新月用活血行气通经之导经汤（当归、川芎、赤芍、生地、牛膝、柴胡、红花、丹参、泽兰、青皮）加减。如此反复运用几个月，效果较为显著。说明按月相盈亏，有规律地同步调治，会取得较好的效果。月相与月经的关系，是值得深入并多方面进行研究的。

140

《金匮要略》妇人病三篇注释

现存之《金匮要略》，乃宋代翰林学士于馆阁蠹简中发现《金匮玉函要略方》三卷，上卷为伤寒，中卷论杂病，下卷载其方并疗妇人。盖此乃仲景《伤寒杂病论》之节略本。孙奇、林亿等在论序中说："臣奇先校定《伤寒论》，次校定《金匮玉函经》，今又校成此书，仍以逐方次于证候之下，使仓卒之际，便于检用也。又采散在诸家之方，附于逐篇之末，以广其法。以其伤寒文多节略，故断之杂病以下，终于饮食禁忌，凡二十五篇，除重复，合二百六十二方。"按仲景的《伤寒论·序》云："为伤寒杂病论，合十六卷。"蠹简中之《金匮玉函要略方》上卷之"伤寒文多节略"，则中卷之杂病也不会完整，均属节略本无疑。故"或有证而无方，或有方而无证，救疾治病，其有未备。"林亿等"仍以逐方次于证候之下……又采散在诸家之方，附于逐篇之末"，可见现今之《金匮要略》，既是仲景《伤寒杂病论》之节略本，又经林亿等的校定编次，历史上最少已经过两次修订，既系蠹简，字迹难免模糊遗漏，比之仲景原著，可能错简不少。其中如有文义不顺或不符合临床实际者，不宜随文穿凿，强行解释，应多方求证，或暂时存疑，以免背离原旨。

妇人病三篇，可能即其下卷"并疗妇人"之内容。《伤寒论·序》谓"撰用《素问》、《九卷》、《八十一难》、《阴阳大论》、《胎胪药录》并《平脉辨证》。"《广韵》云："腹前曰胪。"《通雅》云："胪胀，腹膨胀也。"《胎胪药录》当为妇产科之方药书，可证仲景是参考过妇产科专著的。妇人病三篇，内容包括妊娠病、产后病、月经病、带下病及妇人杂病，基本上已把妇产科常见病包罗在内，为后世妇产科发展打下了基础，大部分方药为后世沿用并具有较好的疗效，实为治妇产科者必读之经典著作。

一、《妇人妊娠病脉证并治篇》注释

本篇共 11 条，方 10 首，内容包括恶阻呕吐的证治、癥瘕与妊娠之鉴别诊断及对癥瘕的治疗，妊娠下血、妊娠腹痛、妊娠小便不利等的辨证施治。把几种妊娠常见病包括在内。

【原文】师曰：妇人得平脉，阴脉小弱，其人渴，不能食，无寒热，名曰妊娠，桂枝汤主之。于法，六十日当有此证，设有医治逆者，却一月加吐、下者，则绝之。

【注释】本节可分为两段，至"桂枝汤主之"为前段；"于法"以下为后段。总言妊娠早期反应的脉证并治，同时指出误治的结果和处理方法。

平脉，指脉象和平而无病象。阴脉，自王冰以下，多解释为尺脉，不妥。仲景是主张人迎、寸口、跌阳三部诊视的，故《伤寒论·序》云："按寸不及尺，握手不及足，人迎、跌阳，三部不参，动数发息，不满五十，短期未知决诊，九候曾未仿佛。"《素问·阴阳别论》说："脉有阴阳，知阳者知阴，知阴者知阳……三阳在头，三阴在手……谨察阴阳，无与众谋。"又说："所谓阴阳者，至者为阳，去者为阴。"这里所说之阴脉，可能概指手部的寸口脉和脉象之去落动态。《脉经·平妊娠分别男女将产诸证》云："脉平而虚者，乳子法也。"以上可为妇人得平脉和阴脉小弱之注释。

其人渴，《金匮心典》云："一作呕"，此说较合实际。其人呕，不能食，无寒热，说明非外感犯胃之作呕，而是妊娠恶阻之现象。桂枝汤乃调营卫、和阴阳之剂，故妊娠恶阻可用之。妊娠两个月一般为恶阻较明显之期，故曰"于法六十日当有此证"。如果不知为妊娠恶阻而误治，损伤正气，而呕泻有加者，则应马上停止这种错误的治疗了。娄全善谓："尝治一二恶阻病吐，前医愈治愈吐，因思仲景绝之之旨，以炒糯米汤代茶，止药月余便安。"对一般的妊娠反应，此法是可行的。因三个月以后，呕吐多会逐渐减轻至停止。炒糯米汤具有养胃气之功，加入十来个红枣更佳。

"则绝之"，注家有三种解释：一谓应停止药治；一谓对经用吐、下之误治，则应终止妊娠；一谓宜用药治以断其病根。窃以为应区别对待。如一般之妊娠反应，可用第一种说法；如呕吐剧烈不止，气阴两伤，检查尿醋酮阳性，再加以吐下之误治，足以影响正常之妊娠，甚或引致堕胎小产，则一方面宜立即停用误治之法，一方面警惕可致妊娠断绝之意。

桂枝汤方：

桂枝三两去皮　芍药三两　甘草炙三两　生姜三两　大枣十二枚

上五味，咬咀，以水七升，微火煮取三升，去滓，适寒温，服已须臾，啜稀粥一升，以助药力。

【方解】徐灵胎云："桂枝汤外证得之为解肌、和营卫；内证得之为化气调阴阳也。"已故名老中医、伤寒金匮专家邓鹤芝谓："桂枝汤为保健增进体质之剂，隔数天服一剂，可增强身体之抗病能力，乃调营卫、和阴阳之功也。"余对于虚人感冒及妊娠反应，用之常有显效。

【原文】妇人宿有癥病，经断未及三月而得漏下不止，胎动在脐上者，为癥痼害。妊娠六月动者，前三月经水利时，胎也。下血者，后断三月衃也，所以血不止者，其癥不去故也。当下其癥，桂枝茯苓丸主之。

【注释】本节主要论述癥病与妊娠之鉴别，并提出癥痼害之证治。

本条可分前后两段，至"癥痼害"属前段，言癥瘕之证候。平素有妇科癥瘕病之患者，多有月经不调。经断两个多月而漏下不止，一般须考虑是否胎漏。但倘属妊娠，那时宫体仍在脐下四横指以下，且未能感到胎动，更不可能动在脐上。今动在脐上，可能为较大的癥瘕阻碍气机，气行不畅而悸动所致，甚或囊肿扭转，并非妊娠之胎动，足资鉴别，故曰为癥痼害。若停经达六个月，在停经前的三个月经水准期正常来潮者，至停经六个月而感到胎动，就应考虑为妊娠胎动。如果停经后却淋沥下血不止达三个月之久，这属于癥瘕瘀血为病，因该妇人宿有癥病，可助诊断，故应用桂枝茯苓丸以下其癥。

桂枝茯苓丸：

桂枝　茯苓　牡丹去心　芍药　桃仁去皮尖熬各等分

上五味，末之，炼蜜和丸，如兔屎大，每日食前服一丸，不知，加至三丸。

【方解】桂枝温通行滞；桃仁、丹皮活血去瘀破癥瘕；芍药和阴散结；茯苓，《本经》谓其能散心下结痛、利小便；赤茯苓，《甄权本草》谓能破结气。全方取其缓攻，故用丸剂，服量亦取递增方法，也是渐进之意。

【原文】妇人怀娠六七月，脉弦发热，其胎愈胀，腹痛恶寒者，少腹如扇。所以然者，子脏开故也，当以附子温其脏。

【注释】本节言下焦寒冷之妊娠腹痛证治。

愈胀，《脉经》作逾腹，较合实际。"如扇"下有"之状"二字，文义较通。

妊娠六七个月，脉象应该滑而略数按之不绝。弦脉主寒、主痛。但症有发热，这当属微热，乃虚阳上越之征。腹痛恶寒，乃指腹部恶寒，故少腹觉有如扇风之冷感。阳虚内寒，推理为子脏开而不敛之故，因用附子汤以温敛之。附子汤未见，可能是伤寒论中之附子汤（附子、人参、茯苓、芍药）。

【原文】师曰：妇人有漏下者；有半产后因续下血都不绝

者；有妊娠下血者。假令妊娠腹中痛，为胞阻，胶艾汤主之。

【注释】本节提出三种不同情况之阴道下血，并出具妊娠腹痛下血之方治。

胞阻，后世多指妊娠腹痛，按本节全文之文意及方治，胞阻应为妊娠下血而兼有腹痛，这是胞中气血不和，阻其化育，以致有流产之先兆，即后世所言之胎动不安。治宜养血止血缓痛以安胎。

胶艾汤方：

川芎　地黄　阿胶　甘草各二两　艾叶　当归各三两　芍药四两

上七味，以水五升，清酒三升，合煮取三升，去滓，内胶，令消尽，温服一升，日三服，不差，更作。

【方解】胶艾汤一向被视为妇科止血之良方。方中阿胶、艾叶确具止血之作用，芍药、甘草缓痛，地黄养血。惟川芎、当归虽有补血之功，但其性辛温，走窜动血，特别体属阴虚或兼有血热者不宜用，否则足以助长其出血，这包括妊娠下血及崩漏等病。余于胎动不安之妊娠下血，常用寿胎丸合四君子汤加制首乌，其中重用菟丝子及党参，以收补气固肾安胎之效，较为理想。

145

【原文】妇人怀娠，腹中疞痛，当归芍药散主之。

【注释】疞，《说文》作疛，古巧切，古音纠，腹中急痛也。妊娠腹痛之机理，主要由于血不流畅，原因可由于内寒、血虚、血滞、湿阻等。本节所言之妊娠腹痛，是由于脾虚湿阻，故用补血健脾去湿之当归芍药散主之。

当归芍药散：

当归三两　芍药六两　川芎三两　茯苓四两　白术四两泽泻半斤

上六味，杵为散，取方寸匕，酒和，日三服。

【方解】方中当归、川芎补血行血，使血行畅旺，芍药和血以缓痛，白术、茯苓健脾运湿并能安胎，泽泻清除湿浊。散以散之，并以酒佐药力，使脾得健运，血得流畅，不用止痛药而痛自止。本方有报道用以治"功血"及妊娠高血压有效，可参考。

【原文】妊娠呕吐不止，干姜人参半夏丸主之。

【注释】此虚寒妊娠呕吐之方治。与第一条之用桂枝汤者不同，桂枝汤所治者为一般妊娠反应，故曰"其人呕，不能食"。此则指出妊娠呕吐不止，当属妊娠剧吐之类，故加强用止呕之剂以治之。

干姜人参半夏丸：

干姜　人参各一两　半夏二两

上三味，末之，以生姜汁糊为丸，如梧子大，饮服十丸，日三服。

【方解】本方重用半夏以降逆止呕，干姜温中散寒，并用生姜汁糊丸以加强止呕之功，兼制半夏之毒性，人参益气健胃和中，合奏祛寒健脾和中止呕之效。后世谓半夏能滑胎，其实半夏与姜配合已制其毒，用诸临床不会犯胎。妊娠呕吐如非脾胃虚寒者，可选用小半夏加茯苓汤或橘皮竹茹汤。干姜人参半夏丸之用丸剂，盖用丸以缓解之也。

【原文】妊娠小便难，饮食如故，当归贝母苦参丸主之。

【注释】本条及下条与第 11 条均言妊娠小便不利，病情有轻有重；有肿有不肿；有因湿热或气实水肿等。本条为妊娠膀胱湿热，小便不利之证治。饮食如故，说明中上焦肺胃无病，其小便难只属下焦湿热蕴郁所致。治宜清利小便为主。

有注家认为"小便难"应作"大便难"者，以方药推之，未可取信。

当归贝母苦参丸：

当归　贝母　苦参各四两

上三味，末之，炼蜜丸，如小豆大，饮服三丸，加至十丸。

【方解】本方着重以苦参清热逐水以治小便难。苦参味苦性寒，《本经》谓其能"逐水"，治"溺有余沥"。《别录》谓其能治"小便黄赤"，故苦参不仅能清热杀虫，且能清热利水也。贝母，《甄权本草》谓其能治"产难及胞衣不出"，故后世保产无忧散用之，且能肃降肺气，而肺为水之上源，能协助苦参以利水。由于本属妊娠，故用当归以养血益胎。全方炼蜜为丸，从三丸加至十丸，盖所以缓图，不使其过于滑利也。

【原文】妊娠有水气，身重，小便不利，洒淅恶寒，起即头眩，葵子茯苓散主之。

【注释】本条为妊娠水肿实证之治法。身重、小便不利，均为有水气之见证。水渍肌肤，则阳气不能外达，故洒淅恶寒。水气壅阻于内，清阳不升，故起即头眩，治宜利小便以通阳。叶天士谓"通阳不在温，而在利小便"，可为本段之注脚。

葵子茯苓散：

葵子一斤　茯苓三两

上二味，杵为散，饮服方寸匕，日三服，小便利则愈。

147

【方解】葵子，性味甘寒滑，《本经》谓其"治五癃，利小便"，《本草纲目》谓其能"通大便，消水气"，为通利大小便之品，实证之妊娠水肿，使能大小便通利，水气从大小便而出，收效颇捷。茯苓健脾渗湿，与葵子一滑一健，既达到利水之功，亦无妨碍胎儿也。

【原文】妇人妊娠，宜常服当归散主之。

【注释】《医宗金鉴》云："妊娠无病，不需服药，若其人瘦而有热，恐耗血伤胎，宜常服此方以安之。"其实，本方亦并非安胎之主方。原文既云"常服"，又曰"主之"，不类仲景文例。方后又云："产后百病悉主之"，乃浮夸之词，似亦非仲景原文。

宜常服，应活看。《千金方》妊娠腹中满痛入心不得饮食方（白术六两、黄芩三两、芍药四两，《外台秘要》名为"术汤方"引自古今录验）方后云：微下水，令易生，月饮一剂为善。此亦常服之意。并非指每日均服也。

当归散方：

当归　黄芩　芍药　川芎各一斤　白术半斤

上五味，杵为散，酒饮服方寸匕，日再服。妊娠常服即易产，胎无苦疾，产后百病悉主之。

【方解】本方是养血清热之剂，大抵血虚偏热而有心腹痛者宜之。服之可防妊娠血虚及缓解心腹痛之证。芎、归、芍养血和血，白术健脾，黄芩清热，酒服以助药力之运行而使心腹痛缓解也。

【原文】妊娠养胎，白术散主之。

【注释】本条与上条均为治妊娠心腹痛之方。上条为偏热者，本条为偏寒者而设。本段虽未明言证候，但从方后加减法可证其为治妊娠心腹冷痛之方也。

白术散方：

白术　川芎　蜀椒去汗各三分　牡蛎二分

上四味，杵为散，酒服一钱匕，日三服，夜一服。但苦痛加芍药；心下毒痛倍加川芎；心烦吐痛不能食饮，加细辛一两，半夏大者二十枚，服之后，更以醋浆水服；若呕，以醋浆水服之，复不解者，小麦汁服之，已后渴者，大麦粥服之。病虽愈，服之勿置。

【方解】白术健脾安胎，川芎辛温活血止痛，蜀椒驱寒止痛。方后加减法，以补充辨证施治过程中作参考。其中分为苦痛、心下毒痛、心烦吐痛作为诊断用药加减之依据。除酒服之外，并以醋浆水、小麦汁、大麦粥分别调服。说明古人对丸、散等送服法之多式多样，务以符合病情为宜。

【原文】妇人伤胎怀身，腹满不得小便，从腰以下重，如有水气状。怀身七月，太阳当养不养，此心气实，当刺泻劳宫及关元，小便微利则愈。

【注释】本条见《金匮玉函经·可刺篇》。"伤胎"作"伤寒"，似较合理，伤胎怀身合成一句，殊欠通畅。《医宗金鉴》云："文义未详，此穴刺之落胎，必是错简，不释。"手劳宫为手厥阴心包经之荥穴，关元为任脉穴，一般孕妇禁用，后世徐之才《逐月养胎法》云："妊娠七月，手太阴脉养，不可针刺其经。"其说与本条亦有出入，同意《医宗金鉴》不作强释。

二、《妇人产后病脉证治篇》注释

本篇共11条，方8首。内容包括产后生理特点及几种常见病、多发病，如产后发热、产后腹痛、产后下痢等的证治。其中特别评述发热和腹痛有多种原因，应分别辨证施治。虽然产后以血虚、寒多、津液耗损为主，但病变有虚有实，不可一概以虚论治。

【原文】问曰：新产妇人有三病：一者病痉；二者病郁冒；三者大便难。何谓也？师曰：新产血虚多汗出，喜中风，故令病痉；亡血复汗，寒多，故令郁冒；亡津液胃燥，故大便难。

【注释】产后多虚：血虚、气虚、津液虚，这是一般产后身体特点。由于体虚抗御力差，易感外邪，容易引致疾病。痉病、郁冒、大便难是血虚、气虚、津液虚所易招致的疾病。

痉病，可包括产后破伤风、产后子痫、产褥感染及血虚筋脉失养所致的抽搐等。郁冒，是概指头目眩冒、作闷作呕出汗等证。由于产后亡血阴虚，阴血不能上荣头目，或阴血虚于内，孤阳冒于上，因而头目眩晕。大便难，由于阴液消耗，胃肠干燥而且气虚而致。三种证候虽各不同，其为亡血伤津气虚则一。

【原文】产妇郁冒，其脉微弱，呕不能食，大便反坚，但头汗出，所以然者，血虚而厥，厥而必冒。冒家欲解，必大汗

149

出。以血虚下厥，孤阳上出，故头汗出。所以产妇喜汗出者，亡阴血虚，阳气独盛，故当汗出，阴阳乃复，大便坚，呕不能食。小柴胡汤主之。

【注释】本条与下条言产后感受热邪之郁冒证治。但本节中间一大段，即"所以然者……呕不能食"，乃后世注家植入之言，可能系传抄时误作正文并入者。原文"但头汗出"之后，应径接"小柴胡汤主之"。产后郁冒也应有发热，不言者，省文耳。从下节"病解能食，七八日更发热者"之言可证。其脉微弱，微，乃卫外之气虚微。弱，阴血不足故弱。中焦胃气虚，故呕不能食，中虚本多大便溏泄，现因产后津液亡失加以气虚而大便干结，故曰大便反坚。但头汗出，乃阳热上浮，表里不和之象，故用小柴胡汤以和解之。根据个人的经验，对产后一般的感冒发热，以小柴胡汤为主而和解之，多能取效。

小柴胡汤：

柴胡半斤　黄芩三两　人参三两　半夏半升　炙甘草三两
生姜三两　大枣十二枚

上七味，以水一斗二升，煮取六升，去滓再煎，取三升，温服一升，日三服。

【方解】本方以柴胡为主，故用量最重，柴胡主要为退邪热，《本经》谓其能治"寒热邪气"，《别录》谓其能"除伤寒心下烦热"，《大明本草》谓其"主时疾内外热不解"，刘元素谓其去"妇人产前产后诸热"。李时珍谓其治"妇人热入血室，经水不调"。黄芩主天行热疾，与柴胡相配加强清热之功，人参、大枣、炙甘草和中补虚，半夏、生姜止呕，合之为和内解外之剂。产后感冒，体虚而有外邪，故可用本方以和解之。仲景用小柴胡汤均有发热证，如"伤寒五六日中风，往来寒热，胸胁苦满，默默不欲饮食，心烦喜呕……小柴胡汤主之"。"呕而发热者，小柴胡汤主之"。"伤寒五六日，头痛汗出，微恶寒，手足冷，心下满，口不欲食，大便硬，脉沉细者，此为阳微结，必有表复有里也。……因为半在里半在表也。……可与小柴胡汤"。"伤寒四五日，身热恶风，头项强，胁下满，手足温而渴者，小柴胡汤主之。""妇人中风，七八日，续得寒热，发作有时，经水适断者，此为热入血室……小柴胡汤主之"。可见仲景用小柴胡汤都是有发热的。足证本节证候当有发热。小柴胡汤为和剂，一般服药后可不经发汗而病解，但亦有药后得微汗而愈者，正如仲景所谓"与小柴胡，上焦得通，津液得下，胃气因和，身濈然汗出而解"。服小柴胡汤后，有时得汗病解，不是由于柴胡汤发汗，而是由于上焦得通，津液得下，胃气因和之故。

【原文】病解能食，七八日更发热者，此为胃实，大承气汤主之。

【注释】本条接上条而言。上条言呕不能食，此条说病解能食，即郁冒呕吐之证经治疗后本已痊愈，但过了七、八日又复发热而且热度更高者，此乃病邪内传入里而为胃实之证。胃实，示有阳明胃家实之候，除发热外，兼有大便坚结，多日不解，舌苔焦黄而干甚或起芒刺等，故须用大承气汤下之。产后本多虚证，但亦会有实证者，应随证治之，不得概用补益也。《景岳全书·妇人规》云："产后气血俱虚，诚多虚证，然有虚者；有不虚者；有全实者。凡此三者，但当随证随人，辨其虚实，以常法治疗，不得执有诚心，概行大补，以致助邪，此辨之不可不真也。"可为本段之注脚。

大承气汤方：

大黄酒洗四两　厚朴半斤炙去皮　枳实五枚炙　芒硝三合

上四味，以水一斗，先煮二物取五升，去滓，内大黄，煮取二升，去滓，内芒硝，更上微火一、二沸，分温再服，得下止服。

【方解】本方为峻下热结之剂，治阳明腑实证。大黄苦寒泄热，荡涤肠胃，芒硝咸寒，软坚润燥，枳实、厚朴苦温行

151

气，破结除满。四味相合，有峻下热结之功，为寒下法之峻剂。产后邪热入里，转成腑实之证，故应急下存津，使邪去则正安也。

【原文】产后腹中疞痛，当归生姜羊肉汤主之。并治腹中寒疝，虚劳不足。

【注释】自此以下四条，均言产后腹痛，一虚寒，一气滞，一瘀阻，一热结，分别论治。

本条言产后里虚血寒，以致腹中疞痛，故用温中散寒补虚。最后两句，可能为注家之语而误抄入原文。

当归生姜羊肉汤：

当归三两　生姜五两　羊肉一斤

上三味，以水八升，煮取三升，温服七合，日三服。若寒多者，加生姜成一斤；痛多而呕者，加橘皮二两，白术一两。加生姜者亦加水五升，煮取三升二合服之。

【方解】本方温中补血，祛寒止痛。治血虚有寒之腹痛。血虚则经脉失养，寒多则经脉收引，故腹胁疼痛，腹里拘急。

152

由于血分已虚，不宜再服辛热燥烈之药重劫其阴，故以当归为主以补血止痛，配伍生姜取其温中散寒，病属虚证，故用羊肉血肉有情之品以温中补虚，合用有温中补血，祛寒止痛之效。

【原文】产后腹痛，烦满不得卧，枳实芍药散主之。

【注释】上条言虚寒腹痛，本条言气血壅滞之实痛。虚证不烦不满，实证则烦满不得卧，故用行气导滞以止痛缓痛。

枳实芍药散：

枳实烧令黑勿太过　芍药等分

上二味，杵为散，服方寸匕，日三服。并主痈脓，以麦粥下之。

【方解】《医宗金鉴》云："气结血凝而痛，故用枳实破气结，芍药调腹痛，枳实炒令黑者，盖因产妇气不实也。"气滞之腹痛，往往痛连大腹，且多大便不畅，枳、芍合用，可作为缓下之通便剂。盖气滞得通，大便自然畅利也。

【原文】师曰：产妇腹痛，法当以枳实芍药散，假令不愈者，此为腹中有干血着脐下，宜下瘀血汤主之。亦主经水不利。

【注释】本条所言，可能为胎盘残留之产后腹痛。产妇一般气滞的腹痛，可用枳实芍药散治之，若服后仍不愈，而且在脐下小腹胞宫部位感到痛不可忍，"着"字，可理解为硬实拒按，或兼恶露淋沥不断等证，这与枳实芍药散之腹痛有别。干血，即瘀血。瘀血壅阻，故痛较明显。治宜攻下其瘀血。

下瘀血汤：

大黄二两　桃仁二十枚　䗪虫二十枚熬去足

上三味，末之，炼蜜和为四丸，以酒一升，煎一丸，新血下如豚肝。

【方解】方中䗪虫去瘀，桃仁去瘀止痛，大黄取其泻下瘀积，故名下瘀血汤。以酒煎药丸，可助药力，服后下血如豚肝，可证有胎盘残留之可能。

【原文】产后七八日，无太阳证，少腹坚痛，此恶露不尽。不大便，烦躁发热，切脉微实，再倍发热，日晡时烦躁者，不食，食则谵语，至夜即愈，宜大承气汤主之。热在里，结在膀胱也。

【注释】此条之产后腹痛为瘀热在里所致。无太阳证，指无恶寒、脉浮、头项强痛等症，而见下腹硬痛、壮热、烦躁、谵语、恶露不尽、七八日不大便、脉实等症，可能是产褥感染之病。膀胱与子处同在下腹部，《灵枢·五色》篇说："面王以下者，膀胱子处也。""女子在于面王，为膀胱子处之病。"热在里，结在膀胱，可理解为热结子处。《伤寒论》："太阳病不解，热结膀胱，其人如狂，血自下，下者愈，其外不解，尚未可攻，当先解其外，外解已，但少腹急结者，乃可攻之，宜桃核承气汤。"可互参。

《脉经》无"至夜即愈"四字,此句可能是衍文。

大承气汤(见前)

【原文】产后风,续之数十日不解,头微痛,恶寒,时时有热,心下闷,干呕汗出,虽久,阳旦证续在耳,可与阳旦汤。

【注释】产后风,指产后外感中风。邪气虽不甚,但由于产后体虚,营卫不和,因而迁延日久,故持续数十日不解,自觉有轻微之头痛、恶寒,时有低热、心闷作呕、汗出等。由于抗病能力差,故缠绵难愈。阳旦汤,即桂枝汤。尤在泾在《伤寒贯珠集》云:"阳旦,桂枝汤别名。"《外台秘要·卷二·伤寒中风方》引古今录验,则桂枝汤加黄芩名阳旦汤。可能是同名而异方也。阳旦证,亦即桂枝汤证。虚人感冒,可用桂枝汤和营卫以治之。

【原文】产后中风,发热,面正赤,喘而头痛,竹叶汤主之。

【注释】本条既言产后阳气虚微于内,又复感邪于外,故曰中风、发热。阳虚上越,故面正赤喘而头痛。竹叶汤既解在外之表邪,又温补内部之阳气,乃表里同治之方。

竹叶汤:

竹叶一把　葛根三两　防风　桔梗　桂枝　人参　甘草各一两　附子一枚炮　大枣十五枚　生姜五两

上十味,以水一斗,煮取二升半,分温三服,温覆使汗出。颈项强,用大附子一枚,破之如豆大,前药扬去沫。呕者加半夏半升洗。

【方解】方中用竹叶、葛根、防风、桔梗、桂枝以清解外表之热;人参、附子、生姜、甘草、大枣以温补体内之虚寒。祛邪与扶正同时并举。按《千金方》方后无"破之如豆大,前药扬去沫"等字。

【原文】妇人乳中虚，烦乱呕逆，安中益气，竹皮大丸主之。

【注释】本条亦言产后体弱而有虚热之证治。本篇为产后病，妇人乳中虚，即产后哺乳期身体虚弱，但内有邪热，故有烦乱呕逆等证。治法以安中益气为主，佐以清热，竹皮大丸主之。

竹皮大丸方：

生竹茹二分　石膏二分　桂枝一分　甘草七分　白薇一分

上五味，末之，枣肉和丸，弹子大，以饮服一丸，日三、夜二服。有热者倍白薇；烦喘者加柏实一分。

【方解】本方甘草占全方十三分之七，用以安中，并以枣肉和丸，米饮送服，以加强健脾益气之效，故曰安中益气。竹茹、石膏、白薇清热，合占十三分之五，佐以桂枝疏解表邪。本方作大丸，故名竹皮大丸。白薇对产后热效果较好，故发热明显者可倍白薇。柏实，即柏子仁，柏实有收敛肺金之效，故烦喘者可加柏实。

【原文】产后下利虚极，白头翁加甘草、阿胶汤主之。

【注释】下利虚极，指下痢肛门虚急之极，即里急后重，频频急下，但所下不多，故俗称虚急。此种见证，以血痢为明显，故在白头翁治热痢下重之基础上，加甘草以缓急和中，阿胶益阴止血。故本方亦治肠风痔血。

白头翁加甘草阿胶汤方：

白头翁　甘草　阿胶各二两　秦皮　黄连　柏皮各三两

上六味，以水七升，煮取二升半，内胶，令消尽，分温三服。

【方解】白头翁、秦皮均为治痢疾之良药。现代药理证明白头翁、黄连均能抑制阿米巴原虫；秦皮、黄柏能抑制痢疾杆菌，故白头翁汤为治痢疾之专方。产后体虚，故加阿胶以益阴养血止血，甘草和中缓急。

《三、《妇人杂病脉证并治篇》注释》

本篇共 22 条，方 14 首。内容包括热入血室、脏躁、肝郁气滞、月经病、带下病、腹痛、转胞不得溺、阴寒、阴疮、阴吹等。治疗方法包括内治法及阴道纳药、阴道洗药、肛门纳药等外治法，范围是颇广的。

【原文】妇人中风，七八日续来寒热，发作有时，经水适断，此为热入血室，其血必结，故使如疟状，发作有时，小柴胡汤主之。

【注释】自此以下四条，均言热入血室之证治。条文并见于《伤寒论》中。血室，有指为胞宫者；有指为冲脉者；有指为肝脏者。余以为指胞宫之说为合。血室，即指储蓄经血及经血所出之处，热入血室，可能是子宫感染发炎之证。

月经期间，包括适来、适断之际，此时身体抵抗力较差，情绪又不稳定，容易感受外邪。感邪以后，邪易内传，又易与血分相结，故证候和一般外感见证有异。

妇女外感风邪之后，适在月经期，经水忽然中断，证见寒热如疟状，发作有时，外邪与血分相结，这是子宫感染邪热所致。小柴胡汤所以清肝胆而和表里，故能取效。

小柴胡汤（见前）

【原文】妇人伤寒发热，经水适来，昼日明了，暮则谵语，如见鬼状，此为热入血室，治之毋犯胃气及上二焦，必自愈。

【注释】本条重点宜与大承气汤证之谵语相鉴别。承气汤证之谵语为不大便五六日乃至十余日，以内有燥屎之胃家实证为主。此则经水适来，热与血相结于胞宫，故不宜用吐、下之法，故曰毋犯胃气及上二焦，俟月经过后，病可自愈。或参照上条用小柴胡汤清解邪热，以和解法治之亦可。

【原文】妇人中风，发热恶寒，经水适来，得之七八日，热除脉迟，身凉和，胸胁满，如结胸状，谵语者，此为热入血室也。当刺期门，随其实而取之。

【注释】本条重点与结胸证相鉴别。结胸证由于表热内陷与胸中之水饮结聚，出现心下痛按之硬满的证候，故宜用大陷胸汤、丸之大黄、芒硝、甘遂、葶苈、杏仁以攻下痰水，或小陷胸汤之黄连、半夏、瓜蒌实以清除痰热。此则虽有胸胁满，但不如陷胸证心下痛按之硬满之甚，轻重不同，原因亦异。一则病位在胸，一则病位在血室，病位不同，病机也异，故不能用攻下法。本证最初虽有发热恶寒，但经过七八日之后，经水亦已净，故病情逐渐缓解，表现为热除脉迟，身凉和，只遗留胸胁满或谵语，故可刺肝经的募穴期门以泄其热，病自可愈。

【原文】阳明病，下血，谵语者，此为热入血室，但头汗出，当刺期门，随其实而泻之，濈然汗出者愈。

【注释】本条亦当有经水适来、适断的情况，因上三条已一再指出，故略去。阳明病，指有胃家实之发热；下血，指阴道下血；谵语，为热入血室，热与血结每有之证候。阳明热盛于上，故但头汗出，刺期门以泻其热，使全身濈然微汗出，热得外泄便愈。

157

【原文】妇人咽中如有炙脔，半夏厚朴汤主之。

【注释】本条为肝郁、气滞、痰凝之见证，后世称之为"梅核气"，以肝气郁结，肝脉系舌本，故自觉气上逆如有物梗阻于喉间，吐之不出，吞之不下，可能为现代医学称为神经官能症之一种，或称癔症。治宜行气祛痰。

半夏厚朴汤：

半夏一升　厚朴三两　茯苓四两　生姜五两　苏叶二两

上五味，以水七升，煮取四升，分温四服，日三、夜一服。

【方解】方中半夏祛痰降逆，厚朴、苏叶行气，茯苓健脾渗湿，并有镇静作用，生姜辛散水饮，全方有开结化痰、行气降逆之功。

【原文】妇人脏躁，喜悲伤欲哭，象如神灵所作，数欠伸，甘麦大枣汤主之。

【注释】脏躁，可作子脏之病变影响心神躁动不宁解。因本病每发于妇女，且多在月经前后发病，故曰妇人脏躁。其特点为出现悲伤欲哭的精神变态反应，同时精神不足而数欠伸，故用养心脾之方为治。

甘麦大枣汤：

甘草三两　小麦一升　大枣十枚

上三味，以水六升，煮取三升，温分三服，亦补脾气。

【方解】本方重用甘草，以其有和中缓急之功，小麦养脾，故方后称亦补脾气。全方着重甘以养之，不宜用刺激之品也。或百合地黄汤再加龙牡，效果尤佳。

【原文】妇人吐涎沫，医反下之，心下即痞，当先治其吐涎沫，小青龙汤主之。涎沫止，乃治痞，泻心汤主之。

【注释】吐涎沫，为上焦有寒饮之象，治应温散其寒水，误下可成痞。证属误治，处理之法，仍宜分先后，须先温散其上焦之寒饮，可用小青龙汤。俟涎沫止，说明寒饮已除，继则纠正误治成痞之证，再用泻心汤以治痞。

小青龙汤：

麻黄（去节）三两　芍药三两　五味子半升　干姜三两　炙甘草三两　细辛三两　桂枝（去皮）三两　半夏（汤洗）半升

上八味，以水一斗，先煮麻黄，减二升，去上沫，内诸药，煮取三升，去滓，温服一升。

泻心汤方：

大黄二两　黄连　黄芩各一两

上三味，以水三升，煮取一升，顿服之。

【方解】上焦有寒饮，小青龙汤用姜、桂、细辛、半夏、麻黄以温降水饮，五味子、炙甘草、芍药以敛肺和中。

本条之泻心汤，《医宗金鉴》及日本丹波氏根据《千金方》，认为当是甘草泻心汤（炙甘草、干姜、半夏、大枣、黄连、黄芩、人参），似较合理。

【原文】妇人之病，因虚、积冷、结气，为诸经水断绝，至有历年。血寒积结胞门，寒伤经络，凝坚在上，呕吐涎沫，久成肺痈，形体损分，在中盘结，绕脐寒疝，或两胁疼痛与脏相连；或结热中，痛在关元。脉数无疮，肌若鱼鳞。时着男子，非止女身。在下未多，经候不匀，令阴掣痛，少腹恶寒；或引腰脊，下根气街，气冲急痛，膝胫疼烦，奄忽眩冒，状如厥癫；或有忧惨，悲伤多嗔，此皆带下，非有鬼神。久则羸瘦，脉虚多寒。三十六病，千变万端。审脉阴阳，虚实紧弦，行其针药，治危得安，其虽同病，脉各异源。子当辨记，勿谓不然。

【注释】本节辞句，与《伤寒论》、《金匮要略》其他条文风格不同。尤其是"形体损分"以后文句，更不像仲景语法。可能为后世注释文字混入。如最后云："子当辨记，勿谓不然"之语，更可证明。各注家对本节的分段和读法，颇有出入。文中有些词句颇为费解，如"在下未多"，有些注家认为"未"字乃"来"字之误，作"带下来多"解。《诸病源候论·带下三十六疾候》云："三固者，一者月水闭塞不通，其余二固者，文阙不载，而张仲景所说三十六种疾，皆由子脏冷热劳损而挟带下起于阴内，条目混漫，与诸方不同。"可见巢氏亦认为本条混乱不清也。

关于三十六种病，巢氏云："诸方三十六疾者，是十二癥、九痛、七害、五伤、三固，谓之三十六疾也。十二癥者，是所下之物，一者如膏；二者如青血；三者如紫汁；四者如赤皮，五者如脓痂；六者如豆汁；七者如葵羹；八者如凝血；九者如清血，血似水；十者如米汁；十一者如月浣；十二者经度不应期也。九痛者，一者阴中痛伤；二者阴中淋痛；三者小便即痛；四者寒冷痛；五者月水来腹痛；六者气满痛；七者汁出阴

159

中如虫啮痛；八者胁下皮痛；九者腰痛。七害者，一者害食；
二者害气；三者害冷；四者害劳；五者害房；六者害妊；七者
害睡。五伤者，一者穷孔痛；二者中寒热痛；三者小腹急牢
痛；四者脏不仁；五者子门不正引背痛。三固者，一者月水闭
塞不通，其余二固者，文阙不载。"可参考。

【原文】妇人年五十所，病下利数十日不止，暮即发热，
少腹里急，腹满，手掌烦热，唇口干燥，何也？师曰：此病属
带下。何以故？曾经半产，瘀血在少腹不去。何以知之？其证
唇口干燥，故知之。当以温经汤主之。

【注释】本条论绝经期之崩漏证治。病下利数十日不止，
《医宗金鉴》谓当作下血。利字可能是传抄之误，此说较为合
理。五十所，即五十岁左右之更年期。下血数十日不止，当属
崩漏。暮即发热，手掌烦热，唇口干燥，乃属阴血虚使然。少
腹里急，腹满，乃瘀在少腹。病属带下，乃妇科病之通称，与
下血相符。以唇口干燥为诊断之唯一依据，不够全面，可能其
上有缺文。老年崩漏，除瘀阻之外，往往有虚寒，故以活血温
补之温经汤为治。但须排除癥瘕之可能。

温经汤方：

吴茱萸三两　当归　川芎　芍药各二两　人参　桂枝　牡
丹皮去心　生姜　甘草各二两　半夏半升　麦门冬去心一升

上十二味，以水一斗煮取三升，分温三服。亦主妇人少腹
寒，久不受胎。兼取崩中去血，或月水来过多，及至期不来。

【方解】本方总治妇女虚寒崩漏而兼有瘀滞之方。吴茱萸、
桂枝、生姜温经散寒，当归、川芎、芍药和血养血而调经，人
参、甘草补气和中，阿胶养血止血，丹皮活血调经，麦冬和
阴，半夏燥湿，全方有温经补血、益气和中、益阴止血之效，
故可为月经病之效方。方后所云，可能为后人加入，但可概括
其功效。

【原文】带下经水不利，少腹满痛，经一月再见者，土瓜

根散主之。

【注释】此节所言之带下，亦妇科病之泛称。经水不利，乃月经不调之意，下说"经一月再见者"可证。本条言瘀阻而致月经过频不调之证治。瘀血壅滞，故少腹满痛，瘀血内阻，血不归经，则月经频发，故以活血化瘀之法治之。

土瓜根散方：

土瓜根　芍药　桂枝　䗪虫各三分

上四味，杵为散，酒服方寸匕，日三服。

【方解】土瓜，《本草纲目》称为王瓜。李时珍曰："土瓜，其根作土气，其实似瓜也，或云根味如瓜，故名土瓜。王字不知何义。瓜似电子，熟则赤色，鸦喜食之，故俗名赤雹、老鸦瓜。一叶之下一须，故俚人呼为公公须。"土瓜根味苦气寒，能治瘀血经闭，乳汁不通等。本药未经使用，故无经验。䗪虫活血祛瘀，桂枝、芍药温经和血，散以散之，酒服所以佐药力之温行。

【原文】寸口脉弦而大，弦则为减，大则为芤，减则为寒，芤则为虚，虚寒相搏，此名曰革，妇人则半产漏下，旋覆花汤主之。

161

【注释】本条同见于《血痹虚劳》篇，"半产漏下"之后有"男子则亡血失精"等字，但无方治。又重见于《惊悸吐衄》篇，"半产漏下"之后，有"男子则亡血"句，亦无方治。旋覆花汤为《五脏风寒积聚》篇用以治肝着之方，原文云："肝着，其人常欲蹈其胸上，先未苦时，但欲饮热，旋覆花汤主之。"本条方治，乃后人错简于此，不应强释也。

本节阐述芤、革乃虚寒之脉，往往见于亡血失精患者。半产漏下，乃妇人亡血最常见之原因也。

旋覆花汤方：

旋覆花三两　葱十四茎　新绛少许

上三味，以水三升，煮取一升，顿服之。

【原文】妇人陷经，漏下黑不解，胶姜汤主之。

【注释】陷经，即漏下经久不止。黑不解，血色黯黑不止也。原因为寒邪凝滞使然，治宜温经散寒止血。胶姜汤原书未见，阿胶、炮姜足以赅括方义。有谓即胶艾汤者，不足信。如属同一方，何必另立方名？且胶艾汤并无炮姜。又有谓即胶艾汤加干姜，亦即《千金方》之大胶艾汤，均属臆说。本方必为传抄者漏去。

【原文】妇人少腹满如敦状，小便微难而不渴，生后者，此为水与血俱结在血室也。大黄甘遂汤主之。

【注释】本条应属《产后》篇而错移于此。乃产后腹痛之一种证治。产后少腹胀满如土敦状，小便微难，不渴，为水液与血结于血室之候，故宜泻瘀逐水为治。

大黄甘遂汤方：

大黄四两　甘遂二两　阿胶二两

上三味，以水三升，煮取一升，顿服之，其血当下。

【方解】方中甘遂逐水，大黄下瘀，阿胶入血和阴。因产后体虚，故于攻下药中，配入阿胶以和血益阴。

【原文】妇人经水不利下，抵当汤主之。

【注释】经水不利下，包括月经过期不来，或经血排出不畅，或量少而血块多且有腹痛等均是。乃瘀血壅阻不通之故，所以用活血逐瘀泻下之剂以通利之。

抵当汤方：

水蛭三十个熬　虻虫三十枚熬、去翅足　桃仁二十个去皮尖　大黄三两酒浸

上四味，为末，以水五升，煮取三升，去滓，温服一升。

【方解】水蛭、虻虫、桃仁均为活血去瘀之品，大黄泻瘀，为去瘀之峻剂。

【原文】妇人经水闭不利，脏坚癖不止，中有干血。下白物，矾石丸主之。

162

【注释】本条文字前后不相连属。前三句为一段，属瘀阻经闭，当下瘀血汤所主。产后腹痛条云："……此为腹中有血着脐下，宜下瘀血汤主之，亦主经水不利。"疑与上节有所错简。矾石丸乃治下白物带下病之外治方。

矾石丸方：

矾石三分烧　杏仁一分

上二味，末之，炼蜜和丸枣核大，内脏中，剧者再内之。

【方解】烧矾石，即今之枯矾，具有收敛减少阴道分泌物之作用。杏仁，利用其有油质与炼蜜同作赋形剂。脏，泛指子脏阴道，实即纳入阴道内。汉代妇科外治法已有阴道栓剂纳药，惜此法后世由于封建礼教所限未能推广及发展。

【原文】妇人六十二种风及腹中气血刺痛，红蓝花酒主之。

【注释】六十二种风无可考。腹中气血刺痛，当为气血瘀滞所致。红蓝花，即红花。元坚云："赵氏认为六十二种风尽以一药治之，明其非仲景法。"陆渊雷云："自此以下三条，皆以一方统治若干病，而证候不析，疑皆非仲景语也。"然红花酒治妇女气血瘀滞之腹痛，确有良效，其方不可废也。

红蓝花酒方：

红蓝花一两

上一味，以酒一大升，煎减半，顿服一半，未止再服。

【原文】妇人腹中诸疾痛，当归芍药散主之。

【注释】妇科腹痛，一般可用当归芍药散主之，以其能活血健脾去湿缓痛也。

当归芍药散（见妊娠腹痛）

【原文】妇人腹中痛，小建中汤主之。

【注释】《虚劳》篇云："虚劳里急，悸，衄，腹中痛，梦失精，四肢酸疼，手足烦热，咽干口燥，小建中汤主之。"本条只言腹中痛，别无其他辨证资料可供参考，参照《虚劳》篇小建中汤证则知本节之腹痛乃中焦虚损所致，故以小建中汤温中和营卫以缓其急痛也。

小建中汤方：

桂枝三两去皮　炙甘草二两　大枣十二枚　芍药六两　生姜三两　胶饴一升

上六味，以水七升，煮取三升，去滓，内胶饴，更上微火消解，温服一升，日三服。呕家不可用建中，以甜故也。

【方解】小建中汤即桂枝汤倍芍药加饴糖。倍芍所以缓急，饴糖所以建中也。故有温健中焦和营卫而缓和急痛之功。

【原文】问曰：妇人病，饮食如故，烦热不得卧，而反倚息者何也？师曰：此名转胞，不得溺也。以胞系了戾，故致此病，但利小便则愈。宜肾气丸主之。

【注释】本条所言之烦热不得卧，倚息，主要由于不得溺所致，并非肺经之病。因尿液潴留，尿毒上逆，故烦热不得卧而倚息。治宜利小便以解除其病因。这里的胞，乃指膀胱，胞系了戾，系推想其所以不得溺由于泌尿道缭绕不顺而致，其实是肾功能不良的关系。

164

肾气丸方：

干地黄八两　薯蓣四两　山茱萸四两　泽泻三两　茯苓三两　牡丹皮三两　桂枝　炮附子各一两

上八味，末之，炼蜜和丸梧子大，酒下十五丸，加至二十五丸，日再服。

【方解】肾气丸主要能改善肾之泌尿功能使小便能正常排泄，不利者利，过多者减少。肾气丸仲景述其主证是：①《血痹虚劳》篇："虚劳腰痛，少腹拘急，小便不利者"；②《痰饮咳嗽病》篇："短气有微饮，当从小便去之"；③《消渴小便不利淋病》篇："消渴，小便反多，饮一斗，小便亦一斗"；④本条不得溺。以上诸证，临床表现虽不同，其原因主要为肾气微弱，失于气化。肾气丸能强化肾气。"膀胱者，州都之官，津液藏焉，气化则能出矣。"证候虽不同，但病机均为肾之气化功能不良，故可异病同治。盖本方所以温化肾水也。

【原文】妇人阴寒，温阴中坐药，蛇床子散主之。

【注释】妇人阴寒，多为肝肾虚寒。肾主生殖，肝脉绕阴器。本病多见于体质虚寒或多产、中年以上之妇女，往往兼有白带增多。治宜温经散寒。坐药，谓纳入阴中之药。

蛇床子散方：

蛇床子仁

上一味，末之，以白粉少许和令相得，如枣大，绵裹纳之，自然温。

【方解】蛇床子苦辛温，能温肝肾而助阳，及燥湿杀虫。与矾石散同属阴中纳入之外治药。

【原文】少阴脉滑而数者，阴中即生疮，阴中蚀疮烂者，狼牙汤洗之。

【注释】少阴脉当为足少阴肾经脉，脉滑而数，为有湿热之象，阴中生疮，为肾经湿热使然，治宜清热以驱虫。

狼牙汤方：

狼牙三两

上一味，以水四升，煮取半升，以绵缠箸如茧，浸汤沥阴中，日四遍。

【方解】狼牙，《神农本草经》谓其"能治邪气、热气、疥疮、恶疮、疡痔，去白虫"，是一种苦寒清热杀虫药。《本草纲目》将狼牙与狼毒分别记载颇详，二者不能相混。但狼牙后世少用，1977年版《中药大辞典》不载。有谓狼牙即仙鹤草之嫩根芽，查《中药大辞典》仙鹤草条，确有狼牙草之异名（辽宁）。仙鹤草之植物形态与《本草纲目》所描述之狼牙草颇为相似，但性味主治不同，二者是否同一物，尚未可定论。据现代药理分析，仙鹤草具有抗菌及抗寄生虫作用。用仙鹤草嫩茎叶之浓煎剂抹洗阴道，对阴道滴虫病亦有良好效果［见《中草药通讯》(1)：37，1972］。可供参考。

狼牙汤为最早用药物洗阴道之外治方，开后世妇科冲洗法之先河。

【原文】胃气下泄，阴吹而正喧，此谷气之实也，膏发煎导之。

【注释】阴吹，往往与带下病并见，因分泌物增多容易产生气体也。当气体排出而有响声，故名。胃气下泄，可理解为浊气下泄。本病与饮食习惯、卫生条件有一定关系。又阴道直肠有小瘘管者，或排便不畅者，亦易发生本证，故曰谷气之实也。

猪膏发煎：

猪膏半斤　乱发如鸡子大三枚

上二味，和膏中煎之，发消药成。

按：猪膏发煎原为《黄疸》篇治"诸黄"之方，乃用以内服者，此条则曰"导之"，乃属外用药，如蜜煎导等之纳谷道中者然。因此，注家认为本方证治不相属，疑莫能明。

166

张景岳的学术思想及其对
妇科的论点

《 一、景岳的学术思想 》

　　景岳对于《内经》的研究，造诣颇深。其学术思想主要源于《灵》《素》。他将《灵枢》、《素问》条文顺序打乱，采取以类相从之法，编注成《类经》，并有《景岳全书》传世。他特别重视《内经》之阴阳学说，"阴阳者，天地之道也，万物之纲纪，变化之父母，生杀之本始，神明之府也"。阴阳学说是自然哲学的理论基础。张氏在《类经·阴阳类》的条文注释说："阴阳者，一分为二也。"这种认识具有辩证法之科学内容。又在《类经附翼·大宝论》中说："命之所系，惟阴与阳，不识阴阳，焉知医理？"说明阴阳学说在中医学上的重要性。《景岳全书·阴阳篇》更明确指出："凡诊病施治，必须先审阴阳，乃为医道之纲领，阴阳无误，治焉有差？医道虽繁，而可以一言以蔽之者，曰：阴阳而已。"他根据《易经》阴阳互根之理，认为阴与阳既不可须臾离，更不能相失，而是有互相资生的作用，亦即《内经》谓"阴平阳秘，精神乃治，精神离决，精气乃绝"之义。故他提出"善补阳者，必于阴中求阳，则阳得阴助，而生化无穷；善补阴者，必于阳中求阴，则阴得阳升，而泉源不竭"（见《景岳全书·新方八略·补略》。以下所引均出自《景岳全书》，不再复出书名）。这是对人体阴阳二气互相依存、互相资生和互相调节的认识，并运用它以指导治疗和用药的原则。他认为人体的真阴真阳，只患其不足，不患

167

其有余，这是张氏比较重视滋补的理论基础。五脏之中，则较重肾、脾，认为肾主先天的真阴真阳，脾主后天水谷之精气，均为人身之本。先天后天相互支持与协调，以维持精神体质之盛壮。故治法较着重于调补肾、脾。

景岳对于金元四大家之学术观点，既吸收其所长，又不完全苟同，而独树一帜。如对刘完素（河间）提出的"六气皆从火化"而主张苦寒泻火之说，认为不大符合辨证施治原则。因疾病有寒、热、虚、实，治法有温、清、补、泻，若概用或过用苦寒，足以耗损真气，邪虽去而正已虚，或邪未去而正先衰，则贻害无穷。对于张子和把疾病概视为邪气为害，而泛用汗、吐、下三法以驱邪，景岳更持异议，认为不少疾病是因身体虚损而致者，如非有外邪或纯实之证，则汗、吐、下之法足以大伤气、阴，不宜妄用。对于李东垣着重调理脾胃立论，主张升阳益胃，则比较尊崇。但对其"火与元气不两立"之说，及用药过于轻微，也提出了异议。其分歧点主要对"火"字的含义及所指的内容，认识各有不同。东垣所指的是火邪；景岳所理解的是真火，亦即真阳。由于对字义的理解不同，以致大相径庭，这种争议本来是不必要的。对于朱丹溪所言之"阳常有余，阴常不足"之说，景岳最初颇为信服，继则疑信参半，经过临床验证之后，终则大加反对。认为阳既非有余，阴亦常感不足。指出真阴真阳在人体作用之重要性，应善于补阴扶阳，以增强人体正常之物质与功能，体质才能盛壮。如在《景岳全书·辨丹溪》中说："人得天地之气以有生，而有生之气即阳气也，无阳则无生矣。"并引用《素问·生气通天论》谓"阳气者，若天与日，失其所则折寿而不彰，故天运当以日光明"之言为据。又于《类经附翼·大宝论》中指出："天之大宝，只此一丸红日，人之大宝，只此一息真阳"，以反驳丹溪阳常有余之说，并批评其以黄柏、知母作为养阴药之不当。景岳比较重视滋阴与补阳，因取钱仲阳之地黄丸和张仲景之肾气

168

丸为基础，化裁出左归、右归之剂（包括左归饮、丸，右归饮、丸一系列滋阴补阳之方药），作为滋养真阴及温补真阳之剂。一方面壮水之主以制阳光，一方面益火之源以消阴翳，分别调补阴阳，这是他善于学古而不泥古并加以创新的一种表现。他把自制的药方186首，分为补、和、攻、散、热、寒、固、因等八类，称为"新方八阵"；同时收集古方2275首，按其性能同样分为上述八类，称为"古方八阵"。张氏的学识是多方面的，从哲学、天文、地理、音律、兵法等都有研究。他认为用药如用兵，将方药分别称为阵，具有战阵之意。景岳学古而不泥古，即使是对张仲景的著述，也是如此。如在《伤寒典》中说："凡用药处方，最宜通变，不可执滞。……但使学者能会仲景之意，则亦今之仲景也，又何必以仲景之方为拘泥哉？"《新方八阵》中的药方，不少是根据临床实践从古方加减化裁而成的。例如左归饮，是从地黄丸以枸杞子、炙甘草易丹皮、泽泻而成。这些例子很多，于此可见其治学求实与创新的精神。这种方法与态度，是值得我们学习的。

169

景岳治病，多重补益。药物中尤推崇人参与熟地。在《本草正》中说："人参有健运之功，熟地禀静顺之德，一阴一阳，相为表里，一形一气，互主生成，性味中和，无逾于此。"认为两者是扶阳滋阴的理想药物。他之所以着重温补肾、脾，可能与其所接触之人多属阴阳亏损者有关。张氏出身于官宦世家，所交游者亦多豪门巨贾，这些阶层之人穷奢极欲，疾病往往由精气不足所引起。饮食无度则伤脾；性欲不节则伤肾。加以当时社会动乱，生活不定，一般人的身体亦容易耗损虚衰。一个人学术思想之形成，与其所处之特定环境有密切的联系。医者所面对的是病人和证候，应该通过四诊以辨别寒热虚实而加以施治，这点景岳是比较明确并极为强调的。《传忠录·藏象别论》指出："人之气质有常变，医之治病有常变，欲知常变，非明四诊之全者不可也。"又在《论治篇》说："凡看病施治，贵乎精一。盖天下之病，变态虽多，其本则一。天下之方，治法虽多，对证则一。故凡治病之道，必确知为寒，则竟散其寒；确知为热，则竟清其热。一拔其本，诸证尽除矣。"在其《新方八阵》中，既有热阵，也有寒阵；既有补阵，也有攻阵；既有固阵，也有散阵。可见张氏并非不问寒、热、虚、实而概用温补的。虽然他不免有所偏，如"凡临证治病，不论其有虚证、无虚证，但无实证可据而为病者，便当兼补，以调营卫精血之气；亦不必论其有火证、无火证，但无热证可据而为病者，便当兼温，以培命门脾胃之气"等过激之言（见《论治篇》），但仅以此而否定其辨证施治之原则，那就不够公平了。

景岳处方用药，反对杂乱，力主精专。他批评当时的一些医者说："凡遇一证，便若观海望洋，茫无定见，则势有不得不为杂乱，而用广络原野之术。盖其意谓虚而补之，则恐补之为害，而复制之以消；意谓实而消之，则恐消之为害，而复制之以补。其有最可哂者，则每以不寒不热、兼补兼泻之剂，确然投之，极称稳当。此何以补其偏而救其弊乎?"（见《论治篇》）这种批评是很中肯的。因为疾病的机理，主要是邪正的偏盛偏虚。医者之用药治病，就是要补偏救弊。邪盛者攻之、清之、泻之、散之；正气虚者补之、固之、养之。疾病虽会有虚实夹杂，但必有主次之分。医者经过诊视之后应有定见，才能治得其当。故张氏指出："与其制补以消，孰若少用纯补而渐进之为愈也；与其制攻以补，孰若微用纯攻自一而再之为愈也?"（见《论治篇》）审察病情之后，如已掌握其要领，则应大胆用药，以求直达病所。故他说："用药本贵精专，尤宜勇敢。……新暴之病，虚实既得其真，即当以峻剂直攻其本。……真见里实，则以凉膈、承气；真见里虚，则以理中、十全；……表实则麻黄、柴、桂之类。但用一味为君，二、三味为佐使，大剂进之。……必赖其力而料无害者，即放胆用

170

之。性缓者（指药物性能，下同）可用数两，性急者亦可用数钱，若三、五、七分之说，亦不过点名具数儿戏而已"（暗指东垣之用轻剂）。当然，这是指一般药物而言，至于有剧毒或量少而效宏之品，如麝香、蟾酥、巴豆之类，则不当重用也。总之，用药应视病情之需要，应重则重，该轻则轻，贵在医者临证时之权衡耳。

二、景岳对妇科的论点

《妇人规》二卷，是景岳关于妇科的专著，内容较为完备。它既有理论及分门别类，又有方药治疗，既引用各家之说，又提出了自己的见解。在当时来说，是既有继承而又有发展且较系统的妇科专篇。从思想体系来说，与他整个学术思想是一致的。他认为女子属阴，妇女以血为主，而血也属阴。其生理特点虽有经、带、胎、产，但以月经为重点。因月经之调与不调，可反映出身体健康之情况，故妇女首重调经。在《妇人规·经脉诸脏病因》说："女子以血为主，血旺则经调而子嗣。……故治妇人之病，当以经血为先。"然月经之来潮，与脏腑经络的物质功能有密切关系。《素问·上古天真论》指出："女子七岁肾气盛，齿更发长；二七而天癸至，任脉通，太冲脉盛，月事以时下，故有子；三七肾气平均，故真牙生而长极；……七七任脉虚，太冲脉衰少，天癸竭，地道不通，故形坏而无子也。"天癸是什么？张氏解释说："天癸者，言后天之阴气，阴气足而月事通"（见《经脉之本》）。又《传忠录·阴阳篇》说："元阴者，即无形之水，以长以立，天癸是也，强弱系之，故亦曰元精。"他认为天癸是人体经过后天水谷之精气逐渐滋养而产生的一种微量体液（无形之水，是肉眼看不见者），它与唾液、汗液、精液、尿液、血液、泪液、鼻液等肉眼能看得见者不同。惟这种无形之水的天癸对人体作用很大，与身体之发育成长和强弱,具有密切的关系。而对月经之来潮与否更有直接的作用。天癸至则月经来潮;天癸竭则月经断绝。它又直接受肾气的控制,肾气盛则天癸至;肾气衰则天癸竭。故"调经之要,贵在补脾胃以资血之源,养肾气以安血之室"(见《妇人规·经不调》)。因为不论七情、六淫、饮食等病因,虽可起于心、肺、肝、脾,但"及其甚也,则四脏相移,必归脾肾"(见《妇人规·经脉诸脏病因》)。且妇科疾病,"虚者极多,实者极少"(见《经不调》),故妇科治法多用补肾健脾,而肾脾之中,尤以肾为根本。所谓"阳邪之至,害必归阴;五脏之伤,穷必及肾,此源流之必然,即治疗之要着"(见《经脉诸脏病因》)。这些论点,与景岳整个学术思想是一致的。

　　诊视月经病除脉证以外,张氏特别提出辨经色以分寒、热、虚、实,这对临床诊断具有较大的参考价值,为今天妇科医生所重视。此外,他对妇产科疾病的诊疗更指出要随证、随人来分别处理,决不能执成不变。如《妇人规·安胎》中各段指出,胎气有寒而不安者,有热而不安者,有虚而不安者,有实而不安者,治法用药则"宜凉则凉,宜补则补,惟以安之、固之为主"(见《妊娠卒下血》)。又说:"盖胎气不安,必有所因,或虚或实,或寒或热,皆能为胎气之病,去其所病,便是安胎之法。故安胎之方不可执,亦不可泥其月数,但当随证随经,因其病而药之,乃为至善。若谓白术、黄芩乃安胎之圣药,执而用之,鲜有不误矣"(见《安胎》)。景岳对各种病都强调辨证施治,反对固执不变,虽说他是温补派,但他却批评丹溪提出"产后无得令虚,当大补气血为先,虽有杂证,以末治之"的说法。指出:"凡产后气血俱去,诚多虚证。然有虚者,有不虚者,有全实者。凡此三者,但当随证随人,辨其虚实,以常法治疗,不得执有成心,概行大补,以致助邪。"其实,如产褥感染之症,多属邪实正虚,按标本缓急之原则,应急行清热解毒活血祛瘀以祛邪，决不能因其产后而大补以滞邪。俟邪去然后才可以拟补。病情不同，有是证则用是药，所谓有病则病当之也。后世硬把温补派套在景岳之头上，这样对他认识是不够全面的。

《妇人规》并提出不宜早婚，以免过早斫丧肾精，影响身体。对孕妇力主节欲，以防暗产或流产；惟孕后又不宜过于安逸，应有适当的活动，使气血流畅，有利分娩。

《景岳全书》另编有《妇人规古方》一卷，收集妇人常用方 186 首，以供参考备用。卷中收集有钱氏生化汤，此方虽比《傅青主女科》之生化汤多了一味熟地，可见生化汤早有流传，傅氏只是于古方减去熟地而已，并非创始于傅青主也。

对景岳之重视温补，后世毁誉参半。但他著述丰富，且多有创见，大大丰富了中医学之内容，尤其是在医学理论方面，多所发扬，不失为历史上的医学名家。妇科方面虽只有两卷，但扼要而有系统，立论允当，切合实际，对于临床实用，足资参考。

173

《妇科玉尺》简介

　　《妇科玉尺》为清朝乾隆时代沈金鳌撰。沈氏字芊绿，晚号尊生老人，江苏无锡人，著有《沈氏尊生书》七种，刊于1773年，《妇科玉尺》是其中之一。此外还有《脉象统类》、《诸脉主病诗》、《杂病源流犀烛》、《伤寒论纲》、《幼科释迷》、《要药分剂》等。他认为"人之生至重，必知其重而有以尊之，庶不至草菅人命"，故以"尊生"名其著述之总称。他对于医理、诊法、药物和内、妇、儿各科的证治，均有所论述。书中既采集前人之说，并参以己见，《尊生书》是他积数十年的功夫编撰而成，流传颇广。

　　妇科所以名为"玉尺"，他认为"尺者划分寸量短长，取其准也。尺而以玉为之，分寸所刻，坚久不磨，尤准之准也。"认为妇科病往往不肯自行表达，因而容易掩蔽病情，若只凭脉诊，难测隐私，本书辨证切脉，务求的当，取以量妇人之病，使得其准。书分六卷，卷一论求嗣（上海科技出版社新印本删去）与月经，卷二论胎前诸疾，卷三论小产与临产，卷四论产后，卷五论带下与崩漏，卷六论妇女杂病。每篇先作综合叙述，各病广引各家之言，后列方药，其中颇重脉诊，故于总述之后，便附"脉法"。因在封建社会中，诊治妇科，望、问、闻诊不易详得其情，故宜于切脉方面下工夫，以求准确。

　　卷首第一节先论求嗣，主要受封建社会"无后为大"的思想影响，而生育又关系到男女双方。生殖之要，男养精、女养血是两大关键。他说："养精之法有五：一须寡欲，二须节劳，三须息怒，四须戒酒，五须慎味。养血之法，莫先于调经，盖经不调则血气乖争，不能成孕。每见妇人之无子者，其经必或

174

前或后，或气虚而多；或血虚而少且淡；或虚而行后作痛；或滞而将行作痛及凝块不散，或滞而挟热、挟寒，至色成紫黑，皆当斟酌而用药，直至积行、滞去、虚回，方能成孕。"对于孕育之机理，男方强调精液之充沛正常；女方强调月经之按期来潮，这是符合临证实际的。至于孕育之时机，认为妇孕"一月止有一日，一日止有一时，"这是生化之真机，绢缊之的候，此际顺而施之则易成胎矣。古人通过细致的观察，认识到每月只有一次排卵为可以受孕之良机。另一方面认为男子有六种病、女子有十种病足以影响受孕，"六病为何？一、精寒也；二、气衰也；三、痰多也；四、相火盛也；五、精少也；六、气郁也。十病为何？一、胞胎冷也；二、脾胃寒也；三、带脉急也；四、肝气郁也；五、痰气盛也；六、相火旺也；七、肾水亏也；八、任督病也；九、膀胱气化不行也；十、气血虚而不摄精也。"这些论述，可供参考。

卷一除论求嗣外，主要是论述月经病。"经贵乎如期"，若或前或后，或多或少，或一月二三至，又或数月一潮，或积而不行，均属月经不调之病。一般"经不调先期而来者血热也，经水后期而行者血虚有寒也，经水过期色淡者痰也。"经来延期不止，可因血热；亦可因气虚不能摄血；肥胖者多因虚寒；瘦弱者多因火旺。49岁以后月经反而更多者，可由血热或血不归经，这须辨证而施治。至于闭经，可因血凝；可因气滞；也可因血枯，"三项因缘，未可概视，若专用攻伐，恐经不通而血反涸也"。至于痛经，认为不外血瘀、气滞、血热三种，宜以通利活血药调之。总之，书中认为月经病有虚、有实、有寒、有热，有因七情所伤，有由房室不节，必须辨证求因，审因论治，方能取效。

卷二论胎前。对于胎前护理及妊娠疾病，先作综合的论述。认为"凡有胎者，责冲任脉旺，元气充足，则身体健壮，无疾患相侵，血气充实，可保十月满足，分娩无虞"。若冲任脉虚，轻则胎动不安，重则胎儿陨堕。凡有胎者，以安为要。"养胎者血也，护胎者气也"，故应着重养血顺气，以四物、四君为要剂，认为古人治胎前，每将人参、砂仁同用，取其一补一顺。补则气旺而无堕胎之患，顺则气血通和而无难产之忧，良要法也。"篇中论及恶阻、子喑、子悬、子烦、子肿、子淋、子痫、子嗽、转胞、漏胎、胎寒、胎水等病。如对胎水的描述云："妊娠五六月间，腹大异常，胸膈胀满，名曰胎水。此胎中蓄水也，若不早治，生子必然手足软短，形体残疾，或水下即死。"这与现代医学所说的羊水过多往往并见畸胎者，认识极为相似。

卷三论小产及临产，认为小产是"元气虚损，不能营养乎胎而自堕"。小产后需注意调治，总以补血养脏、生新去瘀为主。至于曾多次小产者，则需于前次小产之后，多服养气血固胎元之药，以补其虚。有胎以后，应适当进行安胎，以防再堕，不可忽视。至若小产后诸病，可与产后病参看。临产部分内容较简略，无甚特点。

卷四论产后，认为产后以体虚为主。它说："俗云：胎前一团火，产后一盆冰。盖以胎前每多邪热，易至气血沸腾，故如火；产后真元大损，气血空虚，其如冰也必矣。"其实，产后身体较虚，这是普遍情况，但由于时代不同，对分娩的处理不同，对产后体质的影响也不一样。古时接生主要靠缺乏医学知识的"稳婆"，产程会较长，出血会较多，对产妇身体的影响会较大。今天接生方法已有很大的提高，一般流血不太多，故不一定产后身体都很衰弱的。至于治疗大法，他认为"或欲祛邪，必兼补益，此大较也。"但他也说："夫产后气血大虚，固多虚证，然有全虚者，或有虚实兼者，间又有全实者，亦不可不辨，而概作虚治。"并认为"产后病最重而难治者，莫如蓐劳"。所谓蓐劳，可能是并发一种结核病，因旧社会结核病很多，产后体虚，原感染有结核病者，此时容易突发，故称为蓐劳。至于产后发热，他认为"产后发寒热，多因血虚，只宜养血，其外感者十之一二，即系外感，不可大发汗，只宜和解"，这是符合产后多虚之实际情况的。

卷五论带下和崩漏。他认为："带下之因有四：一因气虚，脾精不能上升而下陷也；一因胃中湿热及痰，流注于带脉，溢于膀胱，故下浊液也；一因伤于五脏，故下五色之带也；一因风寒入胞门或中经脉，流传脏腑而下也。"又说："大抵属痰与热者居多，以湿热下注而化痰也，宜投止涩升提之品。寒者十无一二，宜投鹿角胶温涩之品。然总要健脾燥湿、升提胃气，佐以补涩，如茯苓、白术、柴胡、川芎之类。"带下病除重视健脾之外，亦宜注意舒肝解郁、补肾敛涩，互相协调，较易取效。且寒、热、虚、实、痰、湿、郁、瘀、癥瘕痃癖，都可有带下病，应细加诊辨。

崩漏"究其源则有六大端：一由火热，二由虚寒，三由劳伤，四由气陷，五由血瘀，六由虚弱。……医者深悉乎六者之由，而运之以塞流、澄源、复旧三法，则庶几其得之矣。"他并引方氏之说云："血属阴，静则循经荣内，动则错经妄行。凡人七情过极，则动五志之火，五志之火亢甚，则经血暴下，久而不止，谓之崩中，如风动木摇，火燃水沸之类。治崩次第：初用止血以塞其流，中用清热凉血以澄其源，末用补血以还其旧。若只塞流而不澄源，则滔天之热不可遏；若只澄源而不复旧，则孤子之阳无以立，故本末不遗，前后不紊，方可言治。"方氏之说，认为澄源单纯是清热凉血，尚失之于片面。澄源之法应根据各种之主要病机进行调摄，即热者清之，寒者温之，虚者补之，瘀者化之，才是真正的澄源耳。

卷六论妇女杂病，着重论述癥瘕积聚、外阴病和乳病。乳病除论乳痈、乳岩、乳吹之外，并描述有"乳疬"。他说："其有乳疬者，女子十三四岁，经脉将行，或一月二次，或过月不行，致生此疾，多生于寡薄虚弱之人，每乳上只有一核可治，

177

若串成三四个，即难疗。"这与现代医学所说之乳腺增生颇相符。

《妇科玉尺》从总的来看，主要着重于妇科，对于产科比较简略。卷三虽有"临产"一节，内容则较简单。从体例来说，每一类病均概述其证治，所附"脉法"则引用历代各家所言本病之脉象。每节均旁引各家学说，以资参考。最后则附本病各种应用方剂。作者在学术上没有什么偏倚，立论平允，内容也较全面，是一本较好的妇科参考书。

漫谈中医的"学"和"教"

一、关于学习中医的问题

1. 中医是否难学

"中医理论抽象、深奥、难懂、难学",这是初学者往往会有的想法。其实,中医学并没有什么神秘,它来源于历代劳动人民与疾病作斗争的医疗实践和经验积累,中医的理论也是从医疗实践的观察中总结出来的,并吸收了当时朴素的唯物辩证观点作为说理工具,具有一定的规律性,即理、法、方、药,是有条理的,也是不难理解的,关键在于我们的学习态度和思想方法而已。由于中医理论包含有浓厚的辩证观点,所以学习时不能用机械唯物的观点来衡量它,必须运用辩证唯物主义的观点去理解它,认识它,这样中医的理、法、方、药就不难理解了。

中医的阴阳、五行、脏腑、经络学说,对病因、病机的认识,辨证方法的掌握,治疗、方药的确立和运用,都是从整体观念出发而具有对立统一的内容。这种朴素的辩证思想,贯穿于整个中医学的全过程。如能掌握这一主要脉络,则中医学是不难理解的。学习时只要循序渐进,深入研究,通过各个环节的学习,可以得到互相启发,达到融会贯通、水到渠成之妙。

2. 怎样学习

学习中医,首先要排除"中医不科学"的民族虚无主义思

179

想，批判那种崇洋轻土、崇西轻中的洋奴哲学。毛泽东同志曾指出："中国医药学是一个伟大的宝库，应当努力发掘，加以提高。"目前已有事实证明这一评价是非常正确的。现在世界已掀起了"中医热"、"中药热"，针灸在中国是一种古老的治疗方法，但在世界各国却是一种新的疗法，也已为很多国家所应用和研究。近年来不少化学药品由于抗药性增加而降低了疗效，而且毒副作用较大，许多国家已废除了一二百种化学药品，而倾于从自然动植物中提取有效成分，一方面具有良好的疗效，另一方面很少毒副作用，显示出天然药物的优势。中医药在这方面具有强大的潜力和远大的前途。针灸能用于麻醉进行手术，曾震惊了世界。气功可以防病治病，已为人们所熟知，最近还有用外气功麻醉以施手术的。通过对气功的运气和发气，证明中医所说的气、经络、穴位等是有一定的物质基础的，问题在于需用新的科学方法去研究它、认识它。中医现代化，就是要用最新的科学知识和技术去发掘和加以认识。

180

中医与西医是两种不同的理论体系，不要以目前的西医学为中心，把中医内容生搬硬套于西医理论之中，不应将中医药的理论经验中符合西医观点的视为合理，否则便认为不合理，这是把中医学同化于西医学之内的办法，这无异于从理论上否定和消灭了中医。西医要发展，中医也要发展，现在两者都未达到登峰造极的地步，应该互相渗透，取长补短，共同向更完善的方向发展和提高。人体是医学的研究对象，是客观存在而又活着的机体，深入研究下去，中西医会有共同的认识。例如微循环是一种较新的研究项目，但中医很早已知道有最远端和最浅表的"孙络"，并观察它反映出来的形态和色泽作为诊察体内变化的表征，如望面色、察舌色、验指甲等诊法，可以认为是应用微循环最早的例子。对一种事物，发现研究后而加以应用，或发现应用之后才加以研究，办法虽各不同，却并不矛盾，甚或可以殊途同归。

学习中医只可循序渐进，不能急于求成。对于基本理论，着重理解其主要观点，对其中的重点、要点应牢记下来。如脏腑学说的脏腑功能，有些与西医学说是相同的，有些却有很大的差别。因中医理论有其独特的体系，多与临床治疗有紧密的联系，如"心主血脉"，这和西医学说的血液循环系统的心脏作用大致相同，但中医又认为心主神明。神明，主要是指精神意识，这点与西医的认识就不同了，惟中医治疗精神不宁的患者，往往用"宁心"的方药收到安神的效果，故学习时仍应把这些内容牢记，以便通过临床实践进一步加以体验及研究其机理。至于药物的四气五味、升降浮沉及归经，方剂君、臣、佐、使配伍的规律等，也应熟记。因为对中药的运用，不仅要认识其功能，还要分清其寒、热、温、凉、平，药味的酸、苦、甘、辛、咸，趋向的上升或下降，对哪一个脏腑经络比较有亲和力等等，掌握好了这些才能收到预期的效果。例如寒痰咳嗽，则须用温热性的化痰止咳药，如胆南星、半夏、橘红、麻黄、白芥子等；若属肺热的痰嗽，则要用清凉的祛痰止咳药，如浙贝母、天竺黄、瓜蒌仁、桑白皮、礞石等，否则不仅不能取效，反会使病情加重，这是中医的特点。

基础理论的学习固然重要，但更重要的是临证实践。理论用以指导临证，通过实践而体验理论，相辅相成。中医有一句成语说："熟读王叔和（脉经），不如临证多。"因为实践是第一性的，理论是第二性的，理论是由实践而来，并非凭空的想象。故理论的学习，实际是间接学习前人的经验，但如不亲自去辨证施治和处方用药，就不可能把前人的经验变为自己的经验，而把理、法、方、药掌握到手。"读书是学习，使用也是学习，而且是更重要的学习"。这句名言，完全适用于学习中医的实际。

学习中医，自学是很重要的。在自学时要多加思考。"学而不思则罔，思而不学则殆。"思考，就是提出问题或发现问题。有了问题之后，通过努力从各种途径加以解决，这是一种很好的学习方法。过去很多中医是靠自学成才的，今天有了学校这样良好的学习条件，经过两三年时间，是可以获得入门而打下牢固基础的。如何深入下去，还得在结业后于临证工作中不断提高。"拳不离手，曲不离口"，学了必须经常加以运用，否则便会忘记甚或完全丢掉，这违反了"学以致用"的原则，而且对于人力、时间上都是一种极大的浪费。

二、关于教学工作问题

中医教学工作，是党的教育事业的一部分。如何忠于党的教育事业，这是对中医教育工作者的一个考验。医务人员大多喜欢做诊疗工作而不愿意教学。有人认为教学是输出，没有什么收获，而诊疗则可以积累临证经验，是一种收益。其实，这是一种错误的认识，古人不是有一句"教学相长"的话吗？所教的是医药学，通过教学的过程，必然对医学领域的理论会有更多的了解，这对一个医务工作者来说，是很有好处的。况且从事医学的人，有培育下一代的责任，要振兴中医事业，必须从中医教育事业着手，从事中医教学，是一项光荣的任务，但必须注意下列几项问题：

1. 首先具有一定的临证经验

医学是一种实践的科学。尤其是中医，不论理论和临床都要以临证为基础。中医的基本理论、诊断学、中药、方剂等，如果离开了临证实践，就无法把这些课讲好。如前所述，中医是以治疗实践为基石的，中医教师不论讲授何科，均需具备一定的临证经验作为先决条件。故教师不应脱离临床，或者临证与教学交替，或者课余仍进行一定的临证，这样，理论不会脱离实际，同时可以提高理论认识，故教学亦会有很大的收获，并非单纯的输出，思想上明确了，就会大大提高了教学的兴趣和积极性。

2. 认 真 备 课

备课是上课前重要的工作环节，首先要求熟识课程的内容，同时要找出其中的重点和难点，加以详细讲解。例如感冒，中医要辨别风寒与风热，如何诊别？这是重点。风寒要用辛温解表如麻黄汤之类；风热则用辛凉解表如银翘散之类，这是要点。这些内容必须讲深讲透，使学员先有一种理论上的认识，必要时最好找到这两种病例进行示范，那就更形象化和具体化了。

备课讲课要分对象。西医学习中医班与大学本科班或进修班等各有不同的要求，基础与起点各异，理解力也不一样。因此，讲课内容的繁简、深度、广度应有所差别，故备课不能一劳永逸，不能对什么班种都用同一个讲稿。例如西医学习中医班、中医进修班学员对疾病具有一定的认识，故证候学可以简单些，重点是中医对每一种病都要辨别寒、热、虚、实和分别用药，西医则只确诊是什么病则用什么药，所以要着重讲中医诊治上的特点。本科班学生则对疾病根本没有什么接触，缺乏感性认识，因而对证候也要详讲。如果是中医进修班，则应对疾病的辨证论治作比较有深度、广度的专题阐述，并要多介绍些新成就。因此，在备课时写出的讲稿就要有所不同。至于材料的收集，在精不在多，例子要有代表性，以求举一反三。若贪多务得，形成材料堆砌，重点不突出，则不可能收到预期的效果。

至于图解的问题，一要忌公式化；二要忌烦琐。如能用简明扼要的图表解释清楚，固然是好办法，但也不宜千篇一律都用图解，这样过于形式和机械，反而达不到重点突出的效果。

183

3. 临证实践的教学

临证是学习中医过程中的重要环节，应认真加以指导，这是理论联系实际的具体体现。通过临证实践，以加深对理论的认识。实践、认识，再实践、再认识，经过这样多次的反复，自然会得到巩固与提高。

临证治病，是运用中医理、法、方、药的全过程。一般来说，诊治一个疾病，能够把病较快的治好了，证明辨证与方药对头了，否则应进一步检查对这个病的认识是否正确，处方遣药是否恰当，以便订正治疗方案。当然，限于中医药界目前的认识水平，有些病还不能治愈（或者由于自然规律的关系，实在无法治愈，不一定属于诊治原则的错误），这就需要我们本着研究精神进行深入地探讨。对一些难治的病或疑似的病，必须组织病例讨论，以便集思广益，少犯错误。随着现代科学的进展，人类对于各种疾病的认识总是不断提高的，在大量的临证实践中应该有所发现，有所发明，有所创造，有所前进，这有待指导教师及学员共同努力。

临证实习是医学教育最后一个环节，也是最重要的阶段，需要发挥教学两方面的积极性来完成。

以上是有关中医的"学"和"教"问题，这些本来是老生常谈，无甚新意，问题在于对这些工作是否重视和认真贯彻执行。

菁莪毓秀，杏苑花繁

——广东中医药专科学校史略

《 一、筹备十一载　创办卅一年 》

　　具有31年校史的广东中医药专科学校，毕业21届，培育了八百多名中医骨干，为建国后建立广东省中医进修学校、广州中医学院和广东省中医院奠定了基础、提供了人才，对现代中医教育工作具有较大的贡献。该校办学方向明确，是中医中药界有识之士团结合作为人民办的一件好事。回顾它的历史是有一定意义的。

　　1913年起，广州、香港中医药界爱国热心人士，鉴于中医事业受到半殖民地半封建政治力量的压迫和摧残，萎靡不振，深感非从速培养中医药人才以继承祖国医药学文化遗产并加以发扬不可，否则中医中药便有渐趋消亡的危险。于是，广州药业八行（即南北药材经纪行、参茸幼药行、西土药行、生草药行、膏丹丸散行、熟药店行、制焙药粉行、饮片行）联合香港药业三行（中药联商会、南北药材经纪以义堂商会、参茸行宝寿堂商会）暨广州中医知名人士，共同倡议兴办中医药专门学校。经开会协商，推举教育界闻人而热心于中医事业之卢乃潼先生（字梓川）主持其事。先后在广州、香港筹集35万银元，并成立筹备处，总处在广州，由卢乃潼、李蓉生医生负责；分处设在香港，由伍耀庭、曾恩普先生负责。在麻行街购得屋地10亩，从1919年起分三期建筑，计建有头门一座，礼堂一座（附有办公室、会客厅）、教学大楼一座（内有课室10间，每

185

间可容 70 多人，办公室 6 间），校内有图书馆、标本室、印刷所、药物种植园、学生宿舍、饭堂、花园、金鱼池等。1924 年全部落成，乃于 9 月 15 日开课。成为当时具有较好规模之中医高等本科专业学校。

学校在未开课之先，礼聘了医学名家如卢朋著、梁湘岩、管季耀、梁翰芬、陈任枚、陈惠言、陈汝器等组成教材编辑委员会，编印好一批讲义，及后又聘请了古绍尧、刘赤选、管沛民、谢泽霖等继续编写各科讲义。并制订了组织规程和学校章程送省及内务部立案。卢乃潼校长在开学典礼致辞中说："中国天然之药产，岁值万万，民生国课，多给于斯。惗因中医衰落，中药随之，其关系至大。本校设立之宗旨：习中医以存中药，由中医以通西医，保存国粹，维护土货，以养成医学之人才。"他概括地说明了学校的宗旨、办学方向，是具有爱国和进取精神的。卢氏热心中医教育事业，出钱出力（在筹办过程中，他自己也曾捐款），任劳任怨，鞠躬尽瘁，至 1927 年病逝于任内。逝世之前，殷殷以筹建中医医院为念，以期完成医校之体系，俾能从实践中培育人才。他不仅是中医学校的奠基人，而且是振兴中医中药的积极活动家、教育家，因此，受到中医药界和广大群众的尊崇。学校制订有校歌，歌词云："中华医药炳千秋，学术研求。广南东道，菁莪毓秀，校舍好优游。师往哲，启新猷，晦明风雨共潜修，博采旁搜。上医医国，同心努力，玉函金匮，光耀满神州。"它概括地指出了中医药的光荣伟大，并反映了学校设立的宗旨和努力方向。歌词由总务主任廖伯鲁执笔，何心铭先生写谱。校歌对师生起到了鼓舞作用。礼堂正面悬挂了一副木刻篆体书的对联，文云："上医医国，先觉觉民。"提出要治病与治国即当一个先知先觉者之崇高目标。

学校为五年全日制，需经考试录取入学。考试科目特别重视国文，因中文水平不好，实难看懂中医古籍。课程计有医学通论、医学史、人体生理学（辑录《内经》、《难经》有关这方面的内容）、药物学、方剂学、诊断学、伤寒论、杂病学（以《金匮要略》中内科部分为经，后世各家论述为纬）、温病学、儿科学、痘疹科学、妇科学、喉科学、眼科学、外科学、伤科学、针灸学、花柳病学等中医课程，以及解剖学、生理学、国文、化学、日语、西法诊断、西药概要、救护学等，共 26 门。中医课与西医基础知识的比例约为 8.5 比 1.5。课程先中后西，先以继承为主，然后吸收一些现代医学知识。对于《内经》、《难经》、《金匮要略》等古典医著，不是原本照搬，而是经过归类整理和收集历代各家论说，予以补充，编成系统的讲义。具有一定的革新精神。学生要在四年内基本学完上述各科，从第四年开始安排一些时间在门诊见习，第五年则以临床实习为主，但仍讲授少量课程。前四年每天上课 6～8 小时，每学期有两次考试，一为期中考，一为学期考，设有奖学金。凡学期各科总成绩第一名者，免交一学期学费，第二名则免交半费；五年总成绩 1～4 名者留在附属中医院当医生，以资劝勉。

187

学校先办有门诊部，1930 年由广州、香港中药商会筹集了十多万元作为建设医院之用，遂在学校对门之大德路购地 300 多平方米，兴建了一座三层混凝土结构之医院大楼，1933 年落成，于是年 9 月开幕，名曰"广东中医院"。内有大小病房 20 间，病床 30 多张（大部分为单人病房），另设有各科门诊、药房、医疗室、护理室、煎药室、供应室、太平间等。成为当时较有规模的纯中医医院，使同学们能有门诊和病房见习、实习的场地。学校自 1929 年第一届至 1955 年第二十一届，共毕业 570 多人，曾在学校肄业者 800 多人（1942～1946 年因日寇入侵停顿）。他们绝大部分已成为广东省中医事业的骨干力量。

学校开办三十多年来，首任校长卢乃潼病逝后，由陈任枚医生继任，其后兼医院院长，并分别由教育家卢公辅、医生周仲房当教务主任，第一届毕业同学卢旨远当医院的医务主任。1936年陈校长告老辞职，校院由冯霖若接任，冯氏于1938年离职，广州旋亦沦陷。广州沦陷之前，因遭日机轰炸，学校曾迁宝安县沙头角授课，以交通不便未能坚持下去。广州沦陷后，乃于1939年迁至香港，经济上由香港中药联商会支持，并由该会主席李植之、谭颖才先后兼任校长，教务主任则始终由周仲房医生负责，直至1941年底香港沦陷、学校停办为止。1944年香港校董会拟在韶关复课，派梁维庆董事赴韶关主理其事，与校友潘诗宪、骆定基、罗元恺等联同名医梁乃津、江济时等一起筹划，已在黄田坝觅得校址，准备9月间开课，旋因日寇进犯粤北，韶关疏散，遂告中断。至1946年秋，学校停课四年多之后才复课。1948年秋广东中医院亦自1938年停业十年后得以复业。复办之中医校、院，均由第四届毕业同学潘诗宪负责。1949年9月潘氏离职，广州旋得解放，由第七届毕业同学罗元恺任校长，陈永梁任医院院长，校友赵思兢和第九届毕业同学邓铁涛先后当教务主任。陈永梁不幸于1950年7月病逝，由第三届毕业同学李杰宏继任，1951年李氏因故辞职，由罗元恺兼任院长，第六届毕业同学黄耀燊任副院长。医院办至1953年由政府卫生厅接管改为广东省中医实验医院，学校办至1955年，使在校学生全部毕业为止。这是学校三十多年来的梗概。

二、艰难岁月　奋斗前进

学校开办的前后几十年来，正值国家多难之秋，也是中医事业的艰难岁月，在此风雨飘摇中，中医学校于恶劣环境中挣扎前进。回顾这段曲折的历程，很有启发意义。中医能够有今天的大好形势，真是来之不易，这是全国中医药界人士共同努力奋斗和全国人民信赖支持的结果。我们应该把握良机，以培养人才为基础，来达到振兴中医之目的。

自鸦片战争帝国主义侵略我国以来，中医中药备受歧视与摧残。1929年3月，当时的中央卫生委员会通过了余云岫所提出的"废止旧医以扫除医事卫生之障碍案"，其内容之一是禁止中医学校的设立，使中医后继无人，拟从根本上消灭中医。当时的卫生部更伙同教育部命令所有中医学校改称"传习所"（设在上海租界内的私立中医教育机构因中国政令不递，故均称中医学院），同年5月将此公布送交全国医药团体联合总会，内云："中医学校应一律改称传习所，即毋庸呈报教育机关立案。"从教育制度上根本否定中医学校的存在。1930年2月，教育部卫生部又将中医学校改称"学社"。是年12月，广州市卫生局竟派员到中医专科学校强令改称"学社"，不准以学校名义招生。摧残压迫中医的倒行逆施，真是变本加厉。但是，有压迫就有反抗，自余云岫之提案被通过及教、卫二部的公布发出后，引起了全国中医药界的抗议，学校、校董会、学生会等均发出通电及宣言加以呼吁和抗议，全国中医药团体在上海成立总联合会，共商对策，并组成请愿团到南京请愿。广东中医药专科学校也派代表参加。由于群情愤激，国民政府被迫将教、卫二部之布告与命令取消，余氏之提案亦未能付诸实施。但中医学校却始终不予列入教育系统，消极地采取不承认态度，使之自生自灭。

中医专科学校虽曾一度被迫改称"学社"，但学校仍有所发展，主要是人民的信赖和需要，并得到中药界经济上的支持。30年代在校学生数最多时达五百多人。由学校及员生出版的刊物前后共9种，计有校刊、广东医药杂志、医学学报、中医杂志、杏林医学月刊、医林一谔、克明医刊、华南医刊、广东中医药季刊等，并编辑出版有医药丛书。这些书刊，对当时中医事业的发展具有一定的影响。

189

广州沦陷后，日军强占学校作为宪兵司令部，医院被改为日军的医院。抗日战争胜利后，国民党军队又从日军手中接收了校舍仍作为中区宪兵司令部，医院则由卫生处接收作为省妇幼保健院。由校董黄世河、何信泉、谭惠群、李继文、李植之、梁庆维、苏小衡、潘林生、潘海荪、区伯庄等联同在广州的校友向军政方面几经交涉，才于1946年先收回医院作为学校复课，1949年初将小部分校舍收回。直至广州解放前夕，国民党军队溃退，始能将校舍全部收复。但经过十多年的浩劫破坏，满目疮痍，颓垣瓦砾，一片废墟。要加规复，百废待兴。幸得广东省人民政府文教厅的领导和支持，承认中医专科学校是广州11所大专院校之一，并给予图书补助费、学生助学金，毕业证书由中南教育部盖印颁发。此外，又得到香港药业三行经济上的大力支持，使学校在短期内获得了新生，除修复原有校舍外，并新建了人体解剖室、微生物寄生虫室、药理研究室等，聘有专人负责，使教学设备渐趋于完善。

但中医事业总不是一帆风顺的。1951年五年制毕业的同学，文教厅交由卫生厅统一分配，而当时卫生部门个别领导对中医不够重视，甚至说中医"不科学"，且各地既无中医院，西医院又无中医科，以致无适当岗位安排，便硬要他们参加"卫生人员训练班"，学习一般西医知识课半年，然后以训练班结业的名义分出去，要求他们做一般的西医工作。这是一种既歧视又改造中医的表现。1952年开始，各省市纷纷设立中医进修学校，课程内容均属西医课，实际上是想通过学习西医课以改造中医。1953年，中医专科学校突然接到卫生厅转来卫生部的通知："勿需培养新中医的必要。"不许再招生。并强令一年级的在校学生转到卫生学校就读。至此，创办三十多年的中医专科学校于1955年将在校二年级以上的学生办至毕业为止，便完成了它的历史任务。

190

《 三、桃李繁茂　人才辈出 》

　　学校培养的八百多人中,不仅大部分是中医事业的骨干,不少人还有光辉的成就。广东省在 1978 年评定的 67 位名老中医中,经广东中医专科学校培养的占 26 位,达三分之一。先后任广州中医学院正副院长者四人,均有突出的成就。如曾任院长陶志达教授,是第二十一届毕业同学,他于 1983 年曾在澳大利亚全国消化学会年会上作《胃溃疡病与肺功能的关系》的学术报告;又在悉尼大学皇家北海滨医院学术年会上作题为《溃疡部位与血管供应的关系》的报告;1985 年在美国纽约中医学术研讨会作题为《中医脾胃学说研究进展》的学术报告,均受到当地学者的重视和好评。副院长李国桥教授,也是第二十一届毕业同学,他所领导的疟疾研究室,坚持在海南岛、云南等少数民族地区进行恶性疟疾的防治研究,十八年如一日,取得了丰硕的成果。1978 年在全国科学大会上获国家重大科研成果奖;1979 年又获国家二等发明奖;1984 年 9 月他应邀出席了在加拿大召开的第十一届国际热带病暨疟疾防治大会,并宣读了三篇论文,受到与会专家的好评。他发明的以青蒿素治疗恶性疟疾的成果达到了国际先进水平,受到世界卫生组织的重视。他在研究过程中,不止一次地进行自身感染试验。这种献身科学、不顾个人危险的精神及艰苦奋斗的作风,获得了广东省委的高度评价,被授予优秀共产党员称号,他领导的疟疾研究室也被评为社会主义精神文明建设先进单位,省委号召全省干部、党员向他学习。1987 年他又被评为全国劳动模范。曾任副院长的邓铁涛教授是第九届的毕业同学,他是全国著名中医,被选为中华全国中医学会第一、二届常务理事及卫生部中医教材编辑委员会副主任委员。他长于内科并对医学史有深入的研究,出版有《学说探讨与临证》、《岭南儿科双璧》等。并

191

主编全国中医学院第一、二版《中医诊断学》教材。他曾于
1981 年到日本讲学,讲题为《略论脾胃学说》,得到当地学者
的重视和好评。曾任副院长及顾问的罗元恺教授,是第七届毕
业同学,长于妇儿科,出版有《罗元恺医著选》、《点注妇人
规》等,并主编全国中医学院第一、二版《中医儿科学》、第
五版《中医妇科学》教材。1984 年曾率领中国医学专家代表团
应邀赴泰国进行学术交流,受到曼谷医学界和华侨的热烈欢
迎。他曾被聘为国务院第一届学位委员会医学学科评议组成
员;曾当选为广东省第四届人民代表、全国第五、六届人民代
表。曾任学院附属医院院长的黄耀燊是第六届毕业同学,是广
东省名老中医,他长于内、外、按摩等科,是一位经验丰富的
临床家,现被选为广东省政协委员会副主席、全国政协委员。
附属省中医院针灸科主任陈全新,是第二十一届毕业同学,曾
随中国医疗队赴民主也门,以针灸治好了其国王的病,被该国
誉为"神医"。广州中医学院针灸系主任靳瑞,亦是第二十一
届的毕业同学,他出版有《针灸学基础》、《十四经穴挂图》、
《针灸手册》、《保健灸法》、《针灸问答 500 例》、《针灸医经选》
等书。1981 年曾到日本参加第十四届汉方会议,在会上作了
《小儿哮喘遗尿鼻炎临床观察》的学术报告;1979 年在香港参
加了英国皇家医学会年会,作了题为《针灸治疗原理》的学术
报告,均获得了当地学者的好评。他现被国务院学位委员会聘
为第二届医学学科评议组成员。第二十一届毕业的女同学谢遇
春,在美国获得了东方医学博士和哲学博士学位,1984 年应邀
参加了在北京召开的国际针灸会议。第九届同学饶师泉是马来
西亚华人医药总会理事长、中马中医师公会理事长,是东南亚
地区具有崇高声誉的中医。第十四届毕业同学伍卓琪是香港中
医学院院长,曾获英国马丁神道学院哲学博士及美国伊利诺州
三一堂大学植物医药学博士,并有不少著作。前任广东中医院
院长陈永梁,是第七届的毕业同学,出版有《中国医学史纲

要》、《新中医方剂学》，并完成了《中医诊断学》手稿。他对中医学术有较深的造诣。前任广东省中医院副院长林夏泉，是第三届的毕业同学，他是一位经验丰富的临床家，是广东省名老中医之一。此外，在广州中医学院及其附属医院中被评为教授、副教授的中医专科学校同学共 20 多人，至于在各地医院、中医院被评为主任医师、副主任医师及就任中医院院长、副院长或各科主任者，人数就更多了。从上述资料看来，可见广东中医药专科学校培育了不少英才，对中医事业作出了可喜的贡献。

四、逢春枯木　绽发新枝

凡是经得起考验、对人民有贡献而为群众所喜爱的事物，总是具有顽强的生命力，非人力所能抑制或摧毁。中医中药就是如此。"野火烧不尽，春风吹又生。"广东中医药专科学校虽然到 1955 年秋完成了它的历史使命，该校全体人员仍坚持在广东省中医进修学校为中医事业工作。1956 年春，敬爱的周恩来总理遵循毛主席的指示，在我国东南西北各大区建立起四所中医学院。广州中医学院就在广东中医药专科学校的原址上筹办起来了，在职的校友又积极参与了中医学院的筹备工作。学院成立后，各地的校友又纷纷被吸收到学院中任教，而且大部分担任了各教研室的领导工作，不仅能够胜任，更取得了较好的成绩，培养了大批本科生和硕士、博士研究生。在党的中医政策光辉照耀下，老校停办一年后又在原地绽发出苗壮的新枝，真是枯木逢春！在新枝上更开出了鲜艳的花朵，为中医事业再度谱写出光辉的一页。

193

广东南海县近代名医述略

广东地处岭南，医林贤哲不少。历史上如陈昭遇（宋代南海县人，主编《太平圣惠方》）、刘昉（宋代朝阳县人，参加编纂《幼幼新书》），此其较著者也。珠江三角洲之南海县，名医辈出，其见于地方县志及典籍有记载者达八九十人，本篇选择清代以降之较著者十人简介于后，现尚存活者不与焉。其中如康南海（有为）本亦谙岐黄之学，曾一再为其弟子当今之美术大师刘海粟处方治病，但由于他在政治上和文学上的成就和影响巨大，掩盖了他的医药学术，故不列入本文的范畴，兹选介其中十位有著述及声望较大者如下：

一、何 梦 瑶

何梦瑶，字报之，号西池，晚年自称研农，南海县西樵乡丹灶村人，生于 1694 年，殁于 1764 年，享寿 70 岁，清代雍正年间进士，历宰粤西义宁、阳朔、岑溪、思恩诸县，后迁牧辽阳，廉洁有德政，能诗善文。据辛昌五在《医碥》序言中说："尝与予极论西历、平弧、三角、八线等法。"可见何氏对当时的西方文化亦有所研究，学识渊博，故有"南海明珠"的美誉。惟宦途却不甚称心，乃归乡行医，悬壶问世，以医终老，著有《医碥》（刊于 1751 年）及《婴科辑要》、《妇科辑要》、《痘科辑要》、《本草韵语》、《针灸吹云》、《神效脚气秘方》等，其中以《医碥》为他的代表作。

《医碥》共七卷，卷一为中医基本理论及阐述气、血、发热、恶寒、诸中等病。卷二论四时所感、瘟疫、咳喘、虚损痨瘵、伤食、积聚、痰、火、郁、虫等杂证。卷三论肿胀、黄疸、消渴、痿痹、吐泻、淋闭及各种痛证。卷四为五官、二阴、痉厥、癫痫等病。卷五为望、闻、问、切四诊。卷六、卷七为各科临床应用方剂。据其在自序中云："爰取少日所诵岐黄家言，芟其繁芜，疏其湮郁，参以己见，汇为一书，用以阶梯初学。"又在凡例中说："五卷四诊，宰思恩时辑以教邑医者。"这是用以提高医者四诊基本技能的教材。思恩疫疫流行时，"西池广施方药，饮者辄起，制府策公，下其方于郡邑，存活甚众"（见赵序）。他一方面从政，还亲自为民治病和进行医学教育，其毕生的成就与贡献，还是在于医学。

何氏的医学观点，比较推崇王肯堂的《证治准绳》，认为王氏对于寒温攻补无所偏，誉其为近代医书之冠，但虑其奥博难读，因作《医碥》以羽翼之。辛昌五在序言中认为"其文约而义赅，深入而显出，当与《准绳》并传无疑。"《医碥·凡例》云："河间言暑火，乃与仲景论风寒对讲，丹溪言阴虚，乃与东垣论阳虚对讲，皆以补前人所未备，非偏执也。后人动谓刘、朱偏用寒凉。矫以温补，立论过当，遂开酷烈之门，今日桂附之毒，等于刀锯。梦瑶目睹时弊，不得不救正其失。"碥，亦当作砭，乃以针砭时医之弊也。两广地处亚热带，气候炎热，地土卑湿，温热病及流行传染病较多，加以当时疫疫经常暴发，这是岭南地方病的特点，治法须以祛邪为主，而不能动辄用参、芪、桂、附以温补。他同意吴又可认为瘟疫是"感天地之厉气"的观点，主张用达原饮（槟榔、厚朴、草果、知母、芍药、黄芩、甘草）疏之。他的学术观点，比较崇尚河间、丹溪之学，认为"凡病多火"。因为岭南"岚瘴熏蒸，外感湿气"，此外还有雨露、潦水、饮食所致之湿。湿邪既可以从外入，亦可从内生，且"挟风则为风湿，挟火则为湿热，挟寒则为寒湿……当分部位为治，随所兼寒热温凉以用药。"可分别用汗、吐、下、利小便等法为治，不特二术也。总之以辨

195

证施治为本。全书除基本理论及四诊、方药外，共列内科、五官科等病 120 多个证及方治，确为文约而义赅，深入而浅出之书，是一本临床实用之著述，故为后世所重视。1982 年上海科技出版社还根据清乾隆十六年（1751 年）同文堂藏版排印发行。他的其他著述，也是简明扼要，通俗易懂，是粤东近世医林之表表者，故广州市越秀山上镇海楼中的广州历史博物馆内，立有何氏的肖像并陈列《医碥》的木刻本，供人瞻仰和参观。

二、朱 沛 文

　　朱沛文，字少廉，又名绍溪，南海县佛山镇人。世业医，父子兄弟均以医名。朱氏生于清季末叶，西洋医学已传入我国，广州、南海毗连香港、澳门，由外国教会设立了一些西医医院及医学院，这对开明的医学者具有一定的影响。他在所著的《华洋藏象约纂·自叙》中说："少承庭训医学，迄今临症垂二十年，尝兼读华洋医书，并往洋医院亲验真形脏腑，因见脏腑体用，华洋著说不尽相同，窃意各有是非，不能偏主，有宜从华者，有宜从洋者。大约中华儒者，精于穷理，而拙于格物；西洋智士，长于格物，而短于穷理。华医未识脏腑之形状，而但测脏腑之营运，故信理太过而或涉于虚，如以五色五声配五脏，虽医门之至理，乃或泥而不化，则绕障于理，而立论转增流弊矣；洋医但据剖验脏腑之形状，未尽达生人脏腑之运用，故逐物太过，而或流于固，如五脏开窍于五官，五志分属于五脏，本人身之至理，乃或遗而不究，则不衷于理，而陈义未免偏枯矣。"这已充分阐明其对中西医学的观点，基本是正确的。该书中，《脑论》论证了肾精与脑髓的关系，《脾脏体用》论证了脾与胃的关系和脾统血的作用，本着"各有是非，不能偏主"的态度，加以阐述。

王清任的《医林改错》从残破的孩尸以观察脏腑之形态，纠正了过去的一些讹误，是一种进步，而朱氏能在洋医院"亲验真形脏腑"，当然更为清楚，他本着科学的态度对王清任的说法加以订正。如在《华洋藏象约纂·卷下》说："按绎《改错》原文，所谓气管、气门、卫总管，实即洋之血脉管也。所谓血管，营总管者，实即洋之回血管也。盖人生时，呼吸出入，血在脉管运行周身，脉管跳动，迨人死时，呼吸已绝，其血遂尽入回血管中，成为死血，不能借气运行，以还于血脉管，故脉管无血，而脉亦不跳动矣。勋臣剖验死孩，见脉管无血，故误指血脉管为气管、气门、卫总管，见回血管有血，故误指回血管为血管、营总管耳。"虽然朱氏所说其中也不完全正确，但比王氏有了进一步的认识。

中医的理论都是从医疗实践中不断总结出来的，故探讨中医某些理论是否具有科学性，应以能否取得临床验证作为最好的客观标准，朱氏在《华洋藏象约纂·凡例》中说："拙集所纂，专为发明脏腑官骸形体功用，间引一、二病证，亦仅借以发明人身之体用而已"，就具有这样的意思。

197

朱氏对宋以后富于实践精神的医家如李时珍、吴又可等多予肯定，对有尊古倾向的医家，则有不同的看法，为我国早期从事中西医汇通的开明医家之一。

三、曾超然

曾超然，字心壶，清末南海县人，乃儒而医者。深究《内经》、《伤寒》、《金匮》等典籍，见证知深，投药辄效。1879年受聘于香港东华医院任医席，三年后被推举为该院教习，讲授医学，经过三年之后，取得显著成绩，声望较高，其弟子有青出于蓝而胜于蓝之概，为各方争相延聘。他本人著有《脚气刍言》一书，刊于1888年，对脚气病的源流，条分缕析，所载病情脉证，深入浅出，治法根据陈修园之鸡鸣散之原则，参以朱丹溪运用四物汤等法，予以化裁。脚气病以南方卑湿之地多发，该书之出版，颇为当时所重视，这也是岭南医学上之特点。

四、梁才信

梁才信，南海县澜石人。少有膂力，曾为匪徒所重创，濒于危殆，后得跌打医生潘某所救治，得以不死，施拜潘氏为师，亲如父子，尽得其传，所治各种骨伤科之危重症，多建奇功。有关某少年跌断胫骨，才信以手扪之曰：骨碎矣，折可接，碎不可复接也。乃饮以麻药，用银刀剖开皮肉，钳去碎骨，随截其断端而齐之，使人买一大羊，生截其脚骨，等其分寸大小而代续之，敷以药，逾月遂能行。戒之曰：自后要安步缓行，宁迂道远行三里，勿跃过深沟以求近一步。关某如其言，活至70多岁乃卒。又一孝廉登梯下坠，以左手撑地，腕骨折断突起，痛不可忍，呼才信视之，曰：敷药痛当可止，但骨突起处不能再平复矣。且以后手执持无力，阴雨时恒作痠楚。问其故，曰：伤已久，医太迟，骨折处已偏侧，当时医者未能将骨夹正，现不能恢复原位矣。才信之子、孙能继承其业，并设有梁才信医药局于佛山及广州，出售跌打成药，深得群众信仰，惜近三十多年该药局已不存在矣。

五、管金墀

管金墀，名镇乾，南海佛山镇人，在清朝道光、咸丰年间（1850年前后）曾为军医，后设馆于佛山，精于骨伤科，经常施医赠药。光绪元年至十一年（1875－1885）间，佛山曾遭受风灾、火灾、火药局爆炸等灾害，伤人无数，金墀每次皆携药义务往救，多所存活，故得当时地方政府的嘉奖，卒年七十有二。其子季耀、孙沛民，均能继承祖业，成为骨伤科名医，祖孙三代均曾任医军，季耀、沛民后在广州、澳门开业，且均在广东中医药专门学校任教及在广东中医院任骨伤科及外科医生，并编有《骨伤科学》、《外科学》教材，能将祖传秘方、验方公之于众，无私地传授及应用于医院，颇著成效，深得学生和群众的欢迎。

《六、李 才 干》

李才干，字子桢，南海县佛山镇人。少有膂力，善技击。曾有金山寺僧智明者，喜其诚朴勤奋，以跌打医术授之，尽得其传。乃设医馆于平政桥沙涌坊，因学有真传，疗效显著，名著于时。有伤病者延之立至，除药费外，多不受谢，贫者或反有以助之。以故执业数十年，亦无蓄积，自颜其堂曰"平恕堂"，认为医者的居心，惟平恕方足以尽本职。尝有富家孩子，因为小婢不慎所跌伤，急来求治。女主人恚婢甚，毒挞不休，呼号之声，达于户外。才干闻而怜之，敷药既毕，临行谓其主人曰："汝子之伤，依我治法，可保无虞。惟汝婢过出无心，只可薄惩，不宜过虐，请入告夫人，慎勿再尔，否则吾不再来，恐汝子殆矣。"主人谢焉。其德行及悯人之心有如此者。享寿八十有终。其子广海，在佛山继承其业，亦名重一时。孙家铿、家裕、家达，均继承祖业成为广州、佛山之骨伤科名家。李广海、李家达先后任佛山市中医院院长，家裕任广州荔湾区医院骨伤科主任，可称家学渊源者矣。

《七、肖 步 丹》

肖步丹，南海县人，著有《岭南采药录》，是南方青草药的专书。他在该书的自序云："吾粤地濒热带，草木蕃植，中多可采以治病者。乡居时，尝见野老村妪，遇人有疾苦，辄蹀蹀山野间，采撷盈掬，归而煎为汤液，或捣成药帖，一经服用，即庆霍然，是生草药亦医家所不可轻视也。然其药品多为神农所未尝，本草所未录，故乏专书以考证，不过故老相传，耳熟能详而已。……我家世业医，自先大父绍端公、先父巽平公，均历数十年搜集采访，择其药品经验有得者手录之，裒然成帙。余念先人心血手泽。什袭珍藏，时供蠹食。且朋侪亦相怂恿，以为药物功用，得诸实用，其效尤确，不宜徒自珍秘。乃详加编订，以广其传。……取本草药名上一字，以平上去入四声相从，以便检阅。纂成是书，共得四百八十余味，其形态间参近世植物学诸书，不敢谓摘精语详，聊为医家研究药性之一助耳。"该书再版时，又增加了近百味，共576味，而叙述形态功用，均较初版为详尽。又他于二三十年代，在广州海珠中路设有生草药店，以利群众购买服用。近代广州不少医家，每以生草药与药片合用，取得了更好的疗效，反映出岭南医家的特色，这与肖氏的著述和推广有密切的关系。

《八、陈 任 枚》

陈任枚,南海县狮山人。20世纪20～30年代在广州龙津路悬壶问世，精于内科温病，善用青蒿、白薇、连翘为主以退热，求医者众，经验丰富，编有《温病学》教材，广东中医药专门学校成立后任该校温病学教师，1927年继卢梓川之后被选为该校第二任校长，1933年广东中医院建立，兼任该院院长，至1937年卸任。曾为当时中央国医馆的发起人之一，中央国医馆成立后被选为理事。并被推举为全国中医药教材编辑委员会主任委员。又任广东中医公会主席等职。桃李满门，为抗日战争前广州之名医及中医教育家。

《九、梁 翰 芬》

梁翰芬,南海县人。生于1875年,享年八十有五。出身监生,以儒通医,长于内科杂病,编有《中医诊断学》、《中医妇科学》、《中医眼科学》、《辨舌疏证》、《痛证疏证》等教材及著述,学识较广。曾任南海中学校医、方便医院医生,光汉、广东中医药专门学校教师;华南国医学院、保元中医学校教师;汉兴中医学校校长;广州市第二人民医院顾问,广州中医学院研究室主任等职。他熟读中医经典著作,但不泥古,亦不废今,写有不少医论及医案。如他有一治单腹胀之文。谓单腹胀一证,世人治之者,动以喻嘉言执中央以运四旁之法立说,惟是用之曾无一效。诚以世人误认中央二字为脾脏专属之词,遂专从脾脏治之,故奏效者鲜。其实单腹胀之病,非脾本脏之病,乃脾络之病。脾络虚则肝气乘之也。肝气横决,久则入侵脾络之中,若不先泄肝邪,则补药无由流入于络,是则单腹胀之证,泄肝为急务,治肝先治络,络为藏血之管,故通肝络乃为治单腹胀之先声,补脾络为后盾。《金匮》肝着汤为通络之效方,适当加入泄肝补脾之品,或先服王清任通窍活血汤合肝着汤化裁,自有奇效。他自拟一加味肝着汤〔新绛9克,旋覆花12克,茜草根9克,葱须9克,当归须9克,川黄连4.5克,水炒吴茱萸9克,金铃子9克,路路通10枚,蜣螂9克,鸡内金15克,败鼓皮灰9克,啄木鸟灰9克(连毛脏烧)。前11味,水三碗,煎至一碗,和入二灰,温服〕,他活用古法,可见一斑。今天我们知道单腹胀多为肝硬化之重证,治宜活血去瘀通络,梁老正是运用此法,故能收效。他的子孙均能继承祖业,对中医药事业继续发挥应有的作用。

201

《十、谭 次 仲》

谭次仲,南海县里水人,生平著述甚丰,计有《中医与科学》、《伤寒论评注》、《金匮削繁》、《中药性类概要》、《医理浅释》、《病理学讲义》、《肺痨病自疗法》、《医学革命论战》等,文笔流畅,颇为雄辩。《中医与科学》一书,为其代表作。以科学的原则为中医说理,极力揭示中医本身的科学价值,立论不偏不阿,议论透彻,为促进中医循着科学的轨道迈步前进提出了正确的意见。他对整理中医中药的标准有三:①应用现代科学知识阐明中医的理论和经验,以为实验与统计的准则,从而达到理真效确的严格科学境界。②整理中医要理论与实践并重,其行之有效者,虽暂时未能说理清楚,则保留之,以俟他日慢慢解决,不能轻易否定。③研究中医中药,应先循中医的理论和经验着手,否则劳而无功。

谭氏对振兴中医药事业,提出下列几种办法:①整理中医和中药。②设立规模宏大之研究实验院。③改善中医院和中医学校的设备和地位。④选拔优秀之年轻中医送到国内外进修培养。⑤整理出版历代中医著述。⑥举办针灸、跌打、眼科等专业班。⑦搜求民间中草药验方、秘方。⑧进行中药的剂型改进。这些意见都是正确的,今天已经得到逐步实施。

谭氏早年曾任仁爱善院中医股长,广州方便医院医师,香港保元中医学校校长,广东中医药专科学校教师,中医学会会长等职。一生从事中医事业的改革,不遗余力,目的是去粗取精,使能纳入世界医药体制。谭氏出生于1893年,享年62岁,病逝于故乡。

上述十位医家,是从过去的南海县医家中取得了较大成就及具有一定之影响者选出的。其实,现在南海县籍的医家,有些已作出更大的成果和起到更大的作用,那将有待于今后的医史学家来评价了。

202

喜读《当代名老中医临床荟萃》

由广州中医学院中年教师陈镜合、陈沛坚、程方、吴俊来等主编，近由广东科技出版社印行的《当代名老中医临床荟萃》第一册，已与读者见面，我有幸能获先睹，深感快慰！

第一册所收载者主要是内科，其他各科则分别在第二、三、四册继续编印中，这是继承名老中医临证经验的一件大事，是历史赋予他们紧迫任务之一，为了不失时机地继承老中医经验于不坠，乃承先启后具有远见和很有意义的一种工作，也是今天振兴中医事业不可缺少的一环。他们经过四年多来的努力，从全国各地（包括香港、澳门）收集、整理93位名老中医有关内科方面的论著、验案等共77种病症，汇为一集达四十七万言之巨著，是中医界所迫切期望者。这些珍贵资料，真是来之不易，搜集实感困难。因为有些名老中医已作古多年。其他健在者，有达八十多岁的高龄，有因身体欠佳。编者除了从他们已发表的文献中搜集以外，还要登门拜访，将文件请其亲自审阅、修改及签名认可，才予确定。做得细致而认真，对此项工作，非具有强烈的责任感是不行的。他们这种为了中医事业锲而不舍的精神，弥足钦佩！

中医由于流派不尽相同，经验不一，辨证用药各有所长。同病可以异治；异病可以同治。加以患者体质禀赋不同，年龄、处境和生活习惯各异，疾病虽同，但由于各种因素的关系，因而处方用药，往往会有大同小异，甚或立法处方也不一样，但可以达到殊途同归的效果。例如现代医学所称之冠心病，根据中医的诊察辨证，可区别为心阳虚、心阴虚、阴阳两虚。其中又有夹痰、夹瘀之不同，血压有偏高、偏低的差异，

203

甚或突发心肌梗塞的危候。因而治法上或补阳，或养阴，或补
益气血，或兼祛痰，或兼化瘀，或急需开窍。故同属一冠心
病，由于病因与见证不同，则治法与方药自异，这是同病异治
之例子。该书第一册收集有邓铁涛、陈可望、周天心、袁子震
几位名老中医对冠心病辨证论治的经验和医案，使能互相参
考、启发思路，其中不仅没有矛盾之处，且有互相补充之妙，
这对于较全面地继承老前辈之临床经验是相得益彰的。

此外，该书还将一些去世已久的老一辈名中医的临床经
验，虽一病一方亦收集起来，尤为难得。如本册所收集梁翰芬
老先生（1875～1960 年）治单腹胀摸索出来的经验，确是难能
可贵。他老人家经过一百多案例的失败，为了治愈病人，勇于
攻关，他深究古人对本病的各种论述而加以思考，乃悟出脾络
与肝脏的关系，根据"治肝先治络"的名言，采用《金匮》肝
着汤加味及《医林改错》通窍活血汤进行施治，收到了奇效。
活用了"执中央以运四旁"的成法。单腹胀相当于今天所称的
肝硬化，今天以活血化瘀法治疗肝硬化而取效，可见继承前人
的经验，对后学是很有帮助的。又如刘赤选老先生（1897－
1979）用经方治愈确诊为肺出血型之钩端螺旋体病，按中医辨
证，属暑湿夹痰，闭塞于肺，灼伤阳络之"暑瘵"，治法用清
暑祛湿、清热化痰，方用白虎汤合苇茎汤加减，并嘱患者频啖
西瓜（俗称天生白虎汤）以清暑解渴利尿。盖暑热足以耗气伤
阴，复为痰湿阻隔，阴伤于内，气难达外，致呈高热而肢厥的
厥脱状态。他运用叶天士"通阳不在温，而在利小便"之法，
以白虎汤清肃暑热，直折邪势；多啖西瓜以利尿去湿清暑，终
能将不少钩端螺旋体病治愈。又如任应秋教授（1914～1984
年）之治一例长期患支气管扩张病案，患者十多年来曾服参、
芪补药数十斤而困乏如故，服攻伐药硝、黄等不辍于口而便硬
依然。任老分析其肺肾之气先伤为病之本；心火扰于上、脾湿
困于中，而为气虚津涸、火炽痰盛，此为虚中夹实之证，纯补

204

或纯攻均非所宜。乃先以温胆汤轻剂调气豁痰以图之，继用香砂六君子汤辅以礞石滚痰丸以攻补兼施，再用苏子降气汤合导痰汤以散郁和中兼肃降肺气，最后用玉屏风散合补中益气汤为主，辅以滚痰丸直捣痰湿巢穴以收功，久病情况复杂，故需分层次以施治。他通过治疗本病例，体会到张景岳谓"补难从简，攻宜察真"之理。可见中医前人经验是有历史持续性的。以古为鉴，可知兴替。治学之道，亦当如是。

上列三位名老都已作古，通过收集其经验，则人虽长逝，而经验永存，这是一份珍贵的财富，而可以继续发挥其社会效益。至于现尚健在之名家，如能及早广为收集，则资料必定更为丰富充实，对后之学者帮助就会更大。现该书第一册喜获面世，希望第二、三、四册能够以只争朝夕的精神从速编印出版，及时收集保存更多的临证资料，以广泛交流而满足读者的需要，这是每一个热爱中医事业者所企望的。

《沈氏女科辑要笺正》简介

《女科辑要》（又名《女科读》）原为清代沈尧封（封或作峰，名又彭）所撰，共二卷，刊于 1850 年，曾收集于《潜斋医药丛书·十四种》内，王孟英有按语。1938 年浙江名医张寿颐（字山雷）将此书加以注释，作为兰溪中医专科学校之妇科讲义。张氏认为女科专书自《妇人大全良方》及《女科证治准绳》以降，内容多陈陈相因，往往汇集前人空泛议论，绝少切要发明。惟沈氏《女科辑要》虽寥寥数十页，但论述精当，切中肯綮，每发前人所未发，效验显著。张氏早年习医治疗女科，是从该书入手的，临证以来，获益不少。虽仅二册，大有取之无尽，用之不竭之妙，故结合自己历年之经验以引申其余义，为之笺正。因沈氏之书，有些内容为后人所附入，有失沈氏原旨；其中有些原文也不够恰当者，张氏一一为之笺正，以辨别真伪，以示女科之涯略云。张氏另著有《中风斠诠》、《脉学正义》、《难经汇注笺正》、《钱氏小儿药证直诀笺正》、《本草正义》等。

《女科笺正》分上下两卷。上卷有 31 节，论列月经病、带下病、子嗣、妊娠病等。下卷有 51 节，论列临产、产后病、妇科杂病等，后附妇科常用方，并一一加以笺释。体例除录尧封之原文外，兼有王孟英之按语，然后张氏加以笺正及附验案，内容是比较丰富而实用的。

在第一节关于"天癸"之解释，录王孟英按语引俞东扶之说云："大约两情酣畅，百脉齐到，天癸与男女之精皆至，斯入任脉而成胎。"并认为男精女血之外，别有一物所谓天癸者。因男女皆有天癸，男则天癸至而精气溢泻；女则天癸至月事以时下。天癸是别为一物也明矣。张山雷指出"天癸是肾水本体"。这对天癸之理解，比前人已进了一步。

书中录王孟英对月经不调之按语说："调经必先理气，然理气不可徒以香燥。"张氏认为这是至理名言。不可徒以香燥着重一"徒"字，并非不用，而是不应全用或大量用，于所处之方剂中，只宜少佐行气之品，以运行气机。如滋养肝肾方中，应加少量芳香行气之药，使相并而驰，免增滋腻。但香燥行气之品，过用则耗伤阴分，这是值得注意的。

闭经病有虚有实，有因血不足而月事不至者；有因瘀滞而经血不潮者。书中指出："若无少腹胀痛等症，必不可妄投攻破；即有腹胀腹痛等证，亦是血少而肝络不疏，宜滋养肝肾真阴，兼之宣络以疏达气滞，方是正本清源之治，亦未必皆是瘀滞而胀痛。余治此，惟养阴和肝，稍参行气宣络，俾胃纳苏而色泽转，自有水到渠成之妙。"此外，他同意赵养葵提出的"补水、补火、补中气"之法。补水以一贯煎（沙参、麦冬、生地、杞子、川楝子、当归）、集灵膏（西洋参、杞子、怀牛膝、天冬、麦冬、生地、熟地、仙灵脾）；滋水以清肝饮（六味地黄汤加当归、白芍、柴胡、栀子、大枣）；补火以地黄饮子（熟地、巴戟、山萸肉、附子、肉桂、肉苁蓉、茯苓、五味子、菖蒲、远志、麦冬、五味子、石斛）；补中气则以归脾汤（人参、黄芪、白术、当归、炙甘草、茯神、酸枣仁、远志、木香、桂圆肉、生姜、大枣）。并说："人之体质，各有不同，用古方者，止可师其意而斟酌损益，方能合辙。"这是尊古而不泥古，着重结合临床实践经验之言。

对于血崩的用药，张氏有独到的见解。对古人及时人往往用胶艾四物汤或奇效四物汤（即胶艾四物汤去甘草加黄芩）以治血崩之病，不大赞同。认为血崩"主要是固摄无权。虽曰阴虚阳搏谓之崩，但若只清血分之热，亦无以制其阳焰。且气火之所以动者，原于肝肾阴虚，不能涵阳。况复脱血，下虚益

207

甚。"非大封大固不可，宜用龙齿、牡蛎、女贞子、旱莲草、山茱萸、白芍等与养血药相辅而行，始有捷效。至于血色紫瘀，常法当用行滞消瘀，但离经之血，一时未下，即成紫色，亦可因虚寒而致者，不可固执紫色即为瘀血所致。因虚寒而致者，若妄投攻破，所失既多，断无不以固摄为急务之理。必须以补脾养胃、峻滋肝肾真阴，而合封固摄纳为治。当归更不宜妄用。他说："按当归一药，富有脂液，气味俱厚，向来视为补血要剂，固亦未可厚非。在阳气不足之体，血行不及，得此温和流动之品，助其遄行，未尝非活血益血之良药。惟其气最雄，走而不守，苟其阴不涵阳而为失血，则辛温助动，实为大禁。然俗子何知？心目中只有'当归补血，归其所归'之空泛话头深印脑海，信手涂鸦，无往不误。"他并举一病例，谓兰邑某女科世家为一血崩病者订一方，方中虽以滋阴补土之法为原则，但后因加了当归三钱，仅进一盏，鲜血便陡然暴下，几致厥脱。故张氏又说："当归当归，何以竟不归其所归？此中奥秘，大有意味，正不独吐衄咯血者之畏其辛升，而必不可以妄试也。"这是经过临床实践体验有得之言，一扫过去认为当归是一切妇科通用药之误。

血与气具有密切的关系，如何使妇女血气和调，这是治疗妇科病的一大关键。血之妄升妄降，往往是气先有所不和。然行气药多香燥，足以耗气、破气及伤阴。张氏认为香燥行气之品如香附、砂仁、乌药、青皮、延胡索、陈皮等，只可随宜佐使，斟酌用量，"轻用之即以吹嘘，重用之固是破耗。"明确香燥行气之药不宜重用。此外，他很称赞李东垣提出的"下血证须用四君子补气药收功"之言，认为"下血原是脾气无权，失其统血之职"，李氏只言四君补气，而不曰补中益气以收功，盖此时不宜用升、柴以升举清阳之法也。

张氏认为带下病因于湿热者居多，因于虚寒者较少，也不能以赤白辨寒热。寒热虚实应以脉证为凭，不当泛泛然以颜色而论。认为津液常润而分泌不多者，乃属正常，过多则为带病；枯燥全无者乃真阴告匮，属虚劳之候。这种意见王孟英首先提出，张氏认为这是古人未道之言，乃临床实践之体会，符合妇女生理实际。

张山雷强调辨证施治之重要，反对固执不变。他说："相体裁衣，本是医家真谛。"例如安胎之法，也应如此，他说："奈何一孔之见，竟以'黄芩白术安胎圣药'八字作为自始至终一成不变之局，亦只见其不知量耳！"对于胎漏一证，反对以酒入药，认为"酒性善行，动而不静，走而不守，凡在失血诸证，类皆不可轻用，况其为胎动下血不绝欲死者乎？"他注重实践，反对迷信古书。如说："吾辈从事医药，须当于病理、药性上两相勘合，无所疑窦，而后可以放胆用之，乃无流弊，斯为正直荡平之路。如欲尽信古书，则不妥者多矣。"同时，他勇于吸收新知，清代咸丰元年英人合信氏著有《全体新论》，王孟英曾加以引用，张氏在笺正中颇多引用新说，例如子痫除认为阴虚之外，指出"反张戴眼，亦是脑神经变动，必与足太阳经无涉"。此可见其勇于接受新鲜事物的精神。

209

下卷论述产科及产后病。在《临产总论》中，对于前人谓"胎前之脉贵实，产后之脉贵虚，胎前则顺气安胎，产后则扶虚消瘀"之说，指出"此言其大要耳，若别有见证，则仍以脉证相合为吉，相反为凶。……是必不可一概论者。惟在圆机之士，知其常而达其变耳。"他对临产时中指脉跳动作为临盆即产之诊断，加以肯定。他说："产妇临盆之时，则此指之尖脉动分明，顷刻分娩，确是多数。"此点已为今天产科所证实，这也是一种实践之言。对于保产无忧散之评价，则同意程钟龄"撑法"之解释。并补充说："其实不过行气滞，通血脉，弥月之时，得此润泽流利之品，达生自捷。……此方气药不少，而分量皆轻，真是威而不猛，宜其投之辄应"（按：保产无忧散药物组成为：酒洗当归一钱五分，川贝母一钱，黄芪八分，酒炒白芍一钱二分，菟丝子一钱四分，姜汁炒厚朴七分，艾叶七分，荆芥八分，炒枳壳六分，川芎一钱三分，羌活五分，甘草五分，生姜二片）。

　　《沈氏女科辑要笺正》最后将妇产科常用方 69 首加以注释，有他的经验，有他的见解，是值得参考的。

《折肱漫录》评介

《折肱漫录》为明代黄承昊所撰。承昊字履素，号阁斋，自称乐白道人，万历癸酉年（1576年）进士出身，曾在江西、广州等地为官，后官至福建按察使。书成于崇祯乙亥年（1635年），共七卷（《明史艺文志》作六卷），内分医药篇四卷，养形篇三卷，均属记事及医话体裁。承昊一生体弱多病，据他自说："凡方书所载之症，十患四五，本草所载之药，亦十尝四五。"可见他一生无日不在与疾病斗争中，因病而参究医药典籍，既是久病成医，并且以儒通医。他读了不少医书，而崇尚薛立斋、李东垣、王肯堂等论著。由于他体质羸弱，不任寒凉攻伐，立论多主补益，重视脾胃生化之源。他指出"立斋提出滋化源、固胃气二语，真医杂病之龟鉴也。……人之有生也，先天元气全赖后天之谷气以助之。故脾胃不伤，即有他病，犹可调治，若脾胃坏，饮食少，本根之地既摇，则杂症蜂起，而难为力矣。"故特别推崇补中益气汤、六君子汤、六味地黄丸、附桂八味地黄丸等方的作用，极力反对朱丹溪"阳常有余，阴常不足"之论及用知母、黄柏抑阳以济阴之法。他指出："须知阳原该有余，阴原该不足，乃欲以阴沉之药，抑阳以扶阴，阳消而阴能独长乎哉?!"并进一步提出："人生以胃气为本，善养生者，毋轻伤胃气，苦寒之药，不可多服，致损化源。"于此，可概见其医学观点。

在第一卷的医药篇中，首为总论，主要阐述医学的基本理论，次论卒中、脾胃、腹痛、虚损。卷二论遗精、痿痹、感冒、郁证、疟疾、杂治等。卷三为药品，主要记述一些药物的利弊。卷四、五、六为养形篇，论述养生之道。卷七为续医药

211

篇。卷三约品评40种药物的功效与副作用。他虽然比较推崇人参，认为其"既能补气，亦能补血。盖补气而血自生，阴生于阳也。……但时师动必用参者，其弊相等。……黄芪之功不下人参，但性太绵密，能闭腠理，有邪者禁服，不如人参之补而能宣耳，然补益之功，似出人参之上。"此外，还举了不少有效的简便验方，值得参考和提供临床验证。如记录白萝卜子炒香，白汤送下数钱，可治小便不通。阴毛生虱，以生银杏捣烂敷毛上固定，隔宿其虱尽死。以黑芝麻捣烂炼蜜为饼，最为补益，并可作为旅途上充饥。肉苁蓉、五味子等分为丸，可治不孕症。五味子一味为丸可治梦遗。地黄、菊花酿酒可以黑发。桂圆肉熬膏收贮服用，可治心血少而思虑伤神，足以补益心脾，效果良佳。冬瓜皮或白萝卜子与皮硝煎汤洗痔疮极效。老年人小便淋沥，以八味地黄丸加紫河车甚效。妊娠晚期小便不通，以土炒白术二两、炒砂仁数钱，别加一二味辅佐之药，服之立通，认为这是由于脾气虚弱，不能胜胞，故胞下坠压塞膀胱使然。这些验方，他在序言中说："非身所亲历，口所亲尝，目所亲睹，都不敢混载以欺人。"于60岁辞官以后，乃将所存有关医药方面的记录，整理成书，取三折其肱而成良医之义，故名曰《折肱漫录》，以利济后人。卷四、五、六之养形篇，主要讲述养生之道，他少年已体弱多病，但终能活到70多岁，其中又曾任县令及按察使等繁重的职务，除自己懂一些医药知识之外，主要得力于注意生活上的调摄，他认为"天下未有真阳固密而真阴不足之人；亦未有阴精充满而元阳不壮者。凡人调摄，则助阳必兼助阴。……补虚助弱，用药概须温和，久服自能奏功。……心为一身之宰，脾为万物之母，养心养脾，摄生最要。"并认为人体不论强弱，均须注要养生，并举出例子说明一些体格强壮者忽登鬼录，多病者或得绵延。"盖无病者以有所恃而纵恣，常病者以有所惧而冰兢，故得失相反如此。"正如《东莱博议》谓"天下之事胜于惧而败于忽，

212

惧者福之源，忽者祸之阶也。"人对于自己的身体也应作如是观。"人每事当知所节，节欲、节劳、节次食，此其大要。"同时也要避免感冒，"要知避风，亦是摄养家要事，古云避风如避箭，避色如避仇，真药石之言也"。他对于气功，主张意守中丹田（脐上一寸三分）或上丹田（两眉间），也认为常冥心内照脐内之命门穴，乃吾人生身立命之蒂，亦属交通心肾之法。此外，更要注意精神愉快，心情舒畅。提出"养生者贵开发其生机，生机有二：使此心常自怡适，而不以忧窒其生机，一也；助养脾土以滋化源，则四脏都有生气，二也。若不知此机括，虽日服补益良剂，所补曾几何？"因为精神心理的调治，对病人是非常重要的。有病固要服药治疗，但有二忌。"认病为真，终朝佗惕（意即忧郁失志，对愈病没有信心），一也；求速效而轻用医药，二也。"大意是对疾病过于忧心，整天精神不宁，忧心忡忡，此是一忌；或者为求速效，乱投医药，反为药误，此是二忌。他进一步指出："药者人生之大利大害也，不遇良医，不如不药。不药而误也悔；药而误也亦悔，然不药而悔小，误药而悔大。"因为药不对症，不如不药。误药入口，不能复出，药石乱投，反为药误，这些例子，今天还可见到。例如感染病邪之后，有些人急于求瘥，用上多种抗生素或过用抗生素，以致抑制了身体的抗御能力，玉石俱焚，使病菌与生命同归于尽。又如有些人不适当地服用了氯霉素，抑制了造血功能，变生了再生障碍性贫血，成为难治之证，不正是"误药之悔大"吗?!

213

吴氏虽不是一位医学家，《折肱漫录》也不是有系统的医药专著，但由于他方药备尝，历验亲切，有显效的正面经验；也有妄投峻剂误药的反面经验，并重视调摄养生，终获长寿，这对于医者和患者不无启发之处，也是值得浏览的。但因其身体虚弱，其论专主于补益，未免有所偏，是其缺点。如认为厚朴性猛厉，误服脱人元气，此药非纯善之物，即与参术同用，亦不能胜也。又认为枳实性烈而速下，有推墙倒壁之力，若中气不足者，虽兼补剂亦不可用。又谓神曲能消面谷等宿食，人皆视为和易之药，殊不知性亦克伐，能坠胎，亦不宜轻用者。总之，他对于行气消导之药，畏忌特甚，这可能是由于他中气过于虚弱所致的偏见。吾人对于古书宜有正确的认识，不能尽信。孟子云："尽信书则不如无书"，对于古代的医籍，应取长去短，给予恰当的评价。

小儿用药琐谈

小儿为稚阳未充、稚阴未长之体。由于阴阳二气尚未充盛稳定，且脏腑娇嫩，成而未全，全而未壮，变化迅速，易虚易实，不任攻伐及苦寒辛烈之品，故处方用药需加慎重并有它的特点。正如吴鞠通在《解儿难》中指出："脏腑薄，藩篱疏，易于传变；肌肤嫩，神气怯，易于感触。其用药也，稍呆则滞，稍重则伤，稍不对证，则莫知其乡。"可见小儿用药，不仅要按年龄长幼而轻重有所不同，而且要按体质和病理的特点适当运用，才能恰到好处，收到预期的效果，兹分下列几方面来谈。

1. 以剂量少而效宏者为尚

215

小儿体格弱小，且难于服药，在保持一定的药效原则下，药量要少而较易于服食者为宜。因此，药物与剂型、剂量都应有所选择，是以钱乙的《小儿药证直诀》120 首方中，丸剂 63 方，散剂 38 方，膏剂 6 方，丹剂 5 方，饼子 1 方，汤剂仅占 5 方，饮子 1 方，汁 1 方，外治法 2 方。其中以丸、散最多，因此两种剂型量少而易服，且可备作急用。汤剂只占 4% 左右，这与成年人主要用汤剂者有所不同，以汤剂量多而不便于小儿灌服，且要临时配药煎煮，不如丸散之方便耳，可见宋代时已注意到小儿用药剂型等特点了。为了速效，不少丸散配伍少量走窜之品，如抱龙丸（药物组成见后）配有麝香，服量很少，丸如皂子大，百日小儿每丸分三四次服，五岁也只服一二丸。又如凉惊丸（龙胆草、防风、青黛、钩藤、黄连、牛黄、麝香、龙脑）也配伍麝香、龙脑，每丸如粟米大，每服三五丸。至于消积、杀虫之消积丸（丁香、砂仁、乌梅、巴豆）、安虫散（胡粉、槟榔、川楝子、鹤虱、白矾、干漆、雄黄、巴豆霜），除消积杀虫药物外，均配用巴豆以泻下。当然，这些峻烈之品，分量和服量是很讲究的，这都是药少效宏的例子，是值得治儿科者深入研究加以继承和发扬的，俾能对小儿急症及时和有效地加以处理，这是当前振兴中医的一个重要环节。

2. 在不影响疗效的原则下避免苦寒辛辣之品

小儿服药比较困难，苦辣刺激之剂更难灌服，故处方用药在不影响疗效的原则下应尽可能避免选用苦、辣药品，宜用清淡或甘淡者为宜，必要时可配伍调味之药，如抱龙丸是用甘草水和丸。例如清热药之黄芩、黄连、栀子、龙胆草、山豆根、板蓝根等药味较苦，小儿多不愿饮服，或饮下则吐，达不到预期的效果。苦寒药虽不能说是儿科之大禁，但苦寒能伐生生之气，使用时确宜慎重，应尽可能另觅味淡而又能清热者如鲜竹茹、淡竹叶、鲜芦根、石膏、夏枯草、桑叶、青天葵等代替。又如辛辣药如干姜、吴茱萸、细辛等对口腔喉头有较强烈的刺激，小儿亦较难饮服，应尽可能改用橘红、陈皮、藿香、佛手等芳香药代替。因小儿脏腑轻灵，反应敏捷，药一对证，即易收效。

3. 宜注重祛风除痰、健脾消食

小儿肝强脾弱，肝风内动，易致惊搐；脾胃虚弱，痰、食易成，故诊治小儿处方命药时，宜注意这几种情况，为了定惊祛风除痰，每常用钩藤、蝉蜕、僵蚕、全蝎等以祛风镇痉，胆南星、法半夏、川贝母、天竺黄以除痰。为了健脾消食，每用

216

茯苓、山药、白术、炒扁豆、莲子以健脾；麦芽、谷芽、鸡内金、莱菔子、神曲、山楂以消食导滞。且消食亦足以除痰，所谓无食不成痰也。同时，小儿须令小便通畅，则火热之邪，才不致蕴积，新陈代谢之机，更为流畅，故清热除痰药中，宜佐以利水之品，如灯心草、薏苡仁、通草、车前草、滑石、玉米须、白茅根之类，亦所常用。

4. 解表退热之剂，宜加选择

小儿肌肤嫩，藩篱疏，易于感冒。小儿发热，最为常见，须选用退热速而不至发泄太过者为宜。根据个人的体会，婴幼儿退热药以青蒿、白薇、淡竹叶、鲜芦根等为主，其余根据证候可适当配伍。青蒿不仅适用于暑热或虚热，其实四时感冒之发热均可用之。陈藏器谓秋冬用子，春夏用苗，可见青蒿是四季均可用的。《生草药性备要》谓能"治小儿食积"。《滇南本草》谓其能"去湿热、消痰"。则青蒿不仅退热解表之功较好，且对小儿痰食也有一定作用，是小儿退热之首选药物。白薇有清热凉血之效，《本草纲目》谓能"治风温灼热"。《民间常用草药汇编》谓其能"清肺热"，故不仅限于虚热及潮热才可用，即一般发热均可用之。淡竹叶、鲜芦根为甘淡之品，具有较好的清热利尿作用。上列各药，均非大苦大寒之药，但有较好的清热功效，对小儿较易服用，必要时可配伍甘草作调味，且有清热解毒之效。

5. 古方成药的备用

小儿发病多急骤，故常备一些适用于儿科的成药，颇为需要，以免等待配剂及煎熬，延误时间。兹将几种常用成药列下：

（1）抱龙丸（《小儿药证直诀》方：天竺黄、雄黄、辰砂、

217

麝香、胆南星、甘草）：适用于惊风痰壅、抽搐昏睡等。

（2）小儿回春丹（《全国中药成药处方集》方：橘红、胆南星、防风、竹叶、桑叶、金银花、连翘、羌活、茯苓、僵蚕、甘草、麻黄、薄荷、蝉蜕、赤芍药、川贝母、牛蒡子、西河柳、北杏仁、牛黄、冰片、麝香、朱砂）：治小儿发热咳嗽，热盛痰多者。

（3）白术散（《小儿药证直诀》方：人参、茯苓、白术、藿香、木香、葛根、甘草）：治脾虚吐泻。

（4）通关散（《丹溪心法附余》方：皂角、细辛）：将散吹入鼻中取嚏，治痰壅昏厥，不省人事，牙关紧闭。

（5）小儿一捻金：（《中药制剂手册》方：大黄、槟榔、炒牵牛子、党参、金箔）：治小儿停食停水，肚腹膨胀，不思饮食，大便秘结等。

（6）小儿健脾丸：（《中药制剂手册》方：人参、炙甘草、砂仁、黄连、桔梗、法半夏、炒神曲、炒麦芽、炒山楂、炒扁豆、橘皮、山药、莲子、白术、茯苓）：治小儿脾胃虚弱，消化不良，腹痛胀满，吐泻倦怠，面黄肌瘦等。

（7）紫雪丹（《温病条辨》方：羚羊角、犀角、滑石、石膏、寒水石、磁石、木香、沉香、丁香、升麻、元参、炙甘草）：治小儿高热，邪热炽盛，神昏谵妄等。

（8）珍珠末（珍珠研末）：用于婴幼儿，能镇惊安神除烦，治夜啼不寐等。

上述几种古方成药，适用于儿科一些常见病，应作为备用之品，以应急需。这些丸散，剂量较少，便于服用，也可与汤剂配合，以增强疗效。

结　语

小儿除内服药治疗外，也可根据各种证候不同的治疗要求，而选用外治法。如麻疹不透之用芫荽、浮萍、西河柳煎汤熏洗，以助透疹。口糜或口腔溃疡用冰硼散蜜调涂拭口腔。用吴茱萸和米饭炒热以布包裹熨脐腹，治风寒积滞腹部胀痛等。对小儿的药物治疗，可以采取多种方式和不同途径，以收到治疗的效果。

胃脘痛的分证辨治

胃脘痛之病名，首见于《内经》。《素问·六元正纪大论》说："木郁之发……民病胃脘当心而痛，上支两胁，膈咽不通，饮食不下。"《至真要大论》云："厥阴司天，风淫所胜，民病胃脘当心而痛。"《举痛论》也说："寒气客于胃肠之间，膜原之下，血不得散，小络引急，故痛。""寒气客于肠胃，厥逆上出，故痛而呕也。"《五常政大论》说："风行于地，尘沙风扬，心痛，胃脘痛，厥逆，鬲不通，其主暴逆。"《内经》论及胃痛的病机有肝胃不和、寒邪内客、瘀血壅阻等，为后世研究和调治本病奠下了基础。《诸病源候论·心腹相引痛候》云："心腹相引痛者，足太阴之经与络俱虚，为寒冷邪气所乘故也。足太阴是脾之脉，属脾络胃，二脉俱虚，为邪所乘，正气与邪气交争，在于经则胃脘急痛。"这指出胃痛与脾经的密切关系。《外台秘要》则区别为胃热方和胃虚寒方以分治。李东垣的《兰室秘藏》更立胃脘痛门以论治。《证治准绳·杂病》则把心痛与胃脘痛加以鉴别："或问丹溪言心痛即胃脘痛，然乎？曰：心与胃各一脏，其病形不同。因胃脘痛处于心下，故有当心而痛之名，岂胃脘痛即心痛者哉？历代方论将二者混同叙于一门，误自此始。"遂将胃脘痛之病因、病机及治法方药加以详论。此后对本病的阐述比较明确。

中医所称胃脘痛的范畴，包括今天西医所名之胃及十二指肠溃疡、慢性胃炎（含浅表性胃炎、萎缩性胃炎、肥厚性胃炎）、胃下垂、胃神经官能症等病。中医对这类胃病，主要按寒、热、虚、实、痰、食、血（瘀）、气（郁）等进行辨证论治。因同病可以异治，异病可以同治。诊断时既要辨证，又要辨病，采取中西医双重诊断，中医药治疗，则收效会较好。兹分别阐述如下：

一、西医对胃病的区分

1. 胃及十二指肠溃疡

本病多在青壮年起病。发病原因每由长期饮食不节，食无定时，或嗜食刺激之品，或受精神刺激，以致脾胃不健、肝胃不和、胃气郁结，影响胃肠粘膜的营养、分泌及运动失常，因而脘腹疼痛。病变发生在胃壁者，称胃溃疡，其痛的部位多偏于左上腹；发生在十二指肠者，称十二指肠溃疡，其痛点多偏于右上腹，且压痛较为局限。溃疡病每天疼痛时间常有规律性。胃溃疡多在饭后半小时至一小时发生，持续 1~2 小时后可逐渐缓解；十二指肠溃疡多在饭后 2~3 小时开始，持续至下次进餐后缓解，有时也会半夜疼痛。疼痛性质可为压迫感、胀痛、灼热或剧痛。进少量碱性食物或制酸剂可使疼痛减轻或暂时消失。常伴有嗳气、反酸、胸骨后烧灼感，甚或恶心、呕吐、大出血、穿孔等。

2. 慢性胃炎

本病可由急性胃炎转变而来，也可因长期食用刺激品、嗜烟酒或病灶感染有关。慢性胃炎可分为浅表性、肥厚性或萎缩性等。

(1) 慢性浅表性胃炎：以青壮年较多见。证见上腹部疼痛但无规律性，进食不能缓解，常伴有食后上腹饱胀不适或灼热感、嗳气等，有时亦可发生胃出血或嗳酸。

(2) 慢性肥厚性胃炎：亦较多见于青壮年，上腹部疼痛多无规律性，进食后便见疼痛或疼痛加重，泛酸、嗳气，可反复出血，甚或大出血。

（3）慢性萎缩性胃炎：40 岁以上者多患。证见上腹部膨胀或压迫感，厌食，可有恶心、呕吐、肠鸣便溏、疲乏、头晕、贫血、舌淡等。呈胃酸过少，服碱性药物不能减轻症状。

3. 胃　下　垂

多见于身体一向瘦弱之人，中老年人多患。证见慢性上腹疼痛，但无周期性及明显的节律性。食后每有腹胀、恶心、嗳气等。本病每伴有肾、肝等内脏下垂。直立或久坐则症状加重，平卧时则减轻。如经过调养使身体增胖，病情便可好转。

4. 胃神经官能症

疼痛无节律性，症状的发作和轻重与精神情绪有关，可长期反复发作，但不会并发出血或胃穿孔。

二、中医的辨证施治

222

对于上述几种胃肠病，中医认为与肝、脾有密切关系，可分为肝胃不和、脾胃虚寒、气滞血瘀、胃热熏蒸、胃阴不足、中气虚陷等证型加以概括。在临床实践中，宜既辨证又辨病，采取中西医双重诊断，按中医辨证施治，疗效会更为确切。胃脾相为表里，胃主纳食，脾主运化，互相协作以供应机体营养的需要，为后天之本。肝、脾有相克关系。中医所说的肝，与管制消化系统的自主神经有关。若肝木克脾土，足以影响脾胃的正常功能。故中医处理胃脘痛之症，往往从肝、脾、胃（肠）等方面进行调治。西医所称的胃肠溃疡及慢性胃炎等几种病，按中医的辨证分类，凡病机相同者，均可采用异病同治之法。

1. 肝胃不和证

证见胃脘胀痛，胸闷，攻窜不定，可连及胁肋背后，嗳气或泛吐酸水，或口苦，饮食减少，善太息，每因烦恼郁怒等精神因素而痛作或增剧。舌边较红，苔白薄或白腻，脉弦细滑或弦滑略数。本证可见于溃疡病、各种慢性胃炎、胃神经官能症等。

治法：以疏肝理气和胃止痛为主，如有潜在出血现象者，宜佐以生肌化瘀止血之品。

方药：可用柴胡疏肝散（《景岳全书·新方八阵》），随证加减。

醋炒柴胡 6 克　炒枳壳 6 克　白芍 15 克　香附 6 克　川芎 3 克　炙甘草 5 克　陈皮 3 克

加减：

气郁化火，嘈杂吐酸，口苦苔黄者，去川芎，加炒栀子 10 克，川连 5 克，乌贼骨末 3 克（吞服），或另服左金丸或金铃子散。

气滞血瘀，刺痛明显，痛处固定，大便溏黑，舌质紫黯者，加炒五灵脂 9 克，炒蒲黄 6 克，吞服田七末，每次 1.5 克，每日 3 次。

气郁滞严重，胀痛明显者，加佛手 9 克，素馨花 6 克（后下），延胡索 12 克。

2. 脾胃虚寒证

证见胃部隐痛，时轻时重，冷天发作明显，进适量热食后疼痛可缓解，但多食则胀痛明显。经常泛吐清涎，嗳气，脘腹部有冷感，不任寒凉，疲乏无力，怕冷，四肢不温，呈贫血体征，大便溏，舌淡红或伴有齿印，苔白润，脉细弱。本证型可见于各种慢性胃炎及久病溃疡者。

223

治法：温胃益气建中。

方药：黄芪建中汤（《金匮要略》方）合理中丸（《伤寒论》方），随证加减。

黄芪 20 克　白芍 15 克　炙甘草 6 克　大枣 10 枚　桂枝 10 克　生姜 6 克　饴糖适量（送服理中丸一枚）

加减：

中气虚滞，证见腹胀食少脘闷者，加广木香 5 克（后下），春砂仁 3 克（去壳、研、后下）。

寒饮内聚，呕吐清水，腹中辘辘有水声，舌苔白滑，脉沉弦者，去饴糖，加吴茱萸 3 克，法半夏 15 克，茯苓 20 克，并可嚼服桂附理中丸一枚。

3. 气滞血瘀证

证见胃脘痛如针刺或刀割，痛处固定，嗳气，或吐血，或大便溏黑如酱油。舌质紫黯或有瘀斑，脉弦涩。本证型多见于溃疡病或慢性肥厚性胃炎。

治法：以活血化瘀止血止痛为主。

方药：失笑散（《太平惠民和剂局方》）合金铃子散（《素问病机气宜保命集》方），吞服乌贼骨末 3 克。

炒五灵脂 9 克　蒲黄 6 克（生炒各半）　金铃子 9 克　延胡索 12 克　乌贼骨末 3 克（每日 2～3 次）

加减：

胃气不足者，加甘草 6 克，党参 15 克。

有灼热感者，加白芍 15 克，麦冬 15 克，旱莲草 15 克。

嗳气频频者，加佛手 9 克，白蔻仁 3 克（后下），法半夏 12 克。

出血明显者，加白及 9 克，紫珠草 30 克（马鞭草科、紫珠属），黑栀子 10 克，冷服，并吞服田七末 3 克，或云南白药 0.3～0.5 克。

4. 胃热熏蒸证

证见胃脘疼痛而有灼热感，口干口苦，渴饮，但多饮则呕吐，或口腔糜烂，烦躁不安，大便干结或便溏，小便黄赤，舌红苔黄或黄腻。

治法：清热和胃止痛。

方药：济生橘皮竹茹汤（《济生方》方），随证加减。

橘皮6克　鲜竹茹12克　麦冬15克　枇杷叶10克　太子参30克　法夏12克　甘草6克　生姜2片

加减：

胃热明显者，去生姜，加黄芩10克。

疼痛明显者，加白芍15克，木香3克（后下）。

大便秘结者，去生姜，加大黄10克（后下），枳实10克。

大便溏黑者，去生姜，加白及10克，黑栀子12克。

5. 胃阴不足证

证见胃脘隐痛，烦躁不安，口燥咽干，但不渴饮，食少，大便干结，舌苔少或无苔，脉细弦无力。

治法：益胃养阴。

方药：一贯煎（《续名医类案》方）合二至丸（《医方集解》方），随证加减。

北沙参15克　麦冬15克　地黄15克　杞子12克，川楝子9克　当归6克　女贞子12克　旱莲草15克

加减：

烦躁明显者，去当归，加石斛15克，珍珠母20克（先煎）。

疼痛明显者，加素馨花6克（后下），白芍15克，甘草6克。

6. 中气下陷证

证见脘腹部胀坠隐痛，食后或站久尤甚，卧下较舒适，一

般无泛吐酸水或出血、黑便等现象，但人体消瘦，饮食减少，疲乏无力，舌淡红，苔薄白，脉沉细弱。本证型多见于胃下垂。

治法：调补脾胃，益气升阳。

方药：补中益气汤（《脾胃论》方），随证加减。

炙黄芪 30 克　炙甘草 6 克　人参 6 克（党参 20 克）　当归 9 克　橘皮 5 克　升麻 3 克　柴胡 3 克　土炒白术 12 克

加减：

有嗳气及腹胀坠明显者，加佛手 9 克，春砂仁 3 克（后下）。

大便溏泄者加茯苓 15 克。

有痰者加法半夏 10 克。

三、中成药及简便方

1. 香砂平胃散（成药）　苍术、川朴、橘皮、木香、砂仁、甘草。

2. 香砂六君子丸（成药）　人参、白术、茯苓、炙甘草、橘皮、半夏、砂仁、木香、生姜、大枣、乌梅。

3. 香砂养胃丸（成药）　白术、橘皮、茯苓、半夏、砂仁、香附、木香、枳实、蔻仁、藿香、厚朴、炙甘草、生姜、大枣。

4. 左金丸（成药）　川连六份，吴茱萸一份。

5. 金铃子散　金铃子、延胡索等份。

6. 乌及散　乌贼骨 40%，白及 40%，甘草 20%。

7. 乌芍散　乌贼骨 70%，白芍 20%，甘草 10%。

8. 胃痛散　煅牡蛎 60 克，炒元胡 15 克，制香附 30 克，炒九香虫 15 克，每服 1.5～2 克。

9. 瓦楞子散　煅瓦楞子 150 克，甘草 30 克，肉蔻仁 10 克，砂仁 10 克，共为末，每服 2 克。

10. 蛋壳粉　焙鸡蛋壳，研末，每服 1.5 克，每日 2～3 次。

226

11. 乌矾丸　乌贼骨 30 克，延胡索 10 克，枯矾 40 克，蜂蜜适量。前三味共为细末，蜜为小丸，每服 3 克，每日 3 次。

《四、结　语》

中医对于胃肠病以主证命名，西医以病灶变化命名。治法中医从脏腑的寒热虚实辨证施治，西医则按病灶变化情况处理，各有长短。如能采用中西医双重诊断，中医辨证施治，则更为全面而疗效较好。如溃疡病出血，除止血外，须进一步调养体质以促进溃疡面的愈合；若胃酸分泌过多者，除制酸止痛外，则须调整胃肠功能，使酸碱度能平衡调节，才能达到治愈目的。因此，辨证与辨病相结合，则相得益彰。若只凭西医诊断而对号入座地用药，不按中医的辨证，疗效定会受到影响。

此外，对胃脘痛的患者，应注意其是否会恶变。同时要与胆道疾患、心绞痛等作出鉴别，以免影响疗效及延误病情。

本病与精神情志、饮食营养、劳倦、气候等均有关系。患者必须心情舒畅，饮食有节，劳逸结合。特别不要暴饮暴食。正如《内经》谓"饮食自倍，肠胃乃伤。"平时饮食应定量、定时，不宜过寒、过热。患病后则要少食多餐，以清淡而易消化及富于营养者为宜，忌肥甘厚味及饮酒等。除药物治疗外，必须从生活各方面加以配合，自可收到事半功倍之效。

227

急慢性肝炎和早期肝硬化的治疗

急、慢性肝炎和早期肝硬化往往是由浅到深一系列的病变。前者为较常见的传染性疾病，每有面目全身发黄，古称黄疸。《内经》已有记载。《素问·平人气象论》说："溺黄赤，安卧者，黄疸；食已如饥者，胃疸。……目黄者曰黄疸。"指出黄疸病主要为尿黄赤、眼黄、疲倦安卧而不想活动，影响了胃肠的正常功能。说明两千多年前对黄疸性肝炎已有所发现和认识。《金匮要略·黄疸病脉证并治》作为专篇论述。对黄疸病作了分类并列出不同的治疗方药。指出对急性黄疸应及早治疗，要在十天左右便应治愈，若拖延下去使病情加剧者就比较难治。故说："黄疸之病，当以十八日为期，治之十日瘥，反剧为难治。"在急性期有茵陈蒿汤、栀子大黄汤、茵陈五苓散、大黄硝石汤等为主的治疗方剂。这些汤方，直至今天仍为常用而有效的方药。至于女劳疸、黑疸、发于阴者的阴黄等，可能是属于慢性肝炎、肝硬化及内分泌紊乱所致色素沉着等疾患。其中小半夏汤、柴胡汤、小建中汤，可能是针对慢性肝炎而设；硝石矾石散、大黄硝石汤的主证是腹满腹胀，可能是对肝硬化的方药。肝硬化属于中医的鼓胀。《灵枢·水胀》篇云："鼓胀如何？岐伯曰：腹胀身皆大，大与肤胀等也。色苍黄，腹筋起，此其候也。"本病后世又名单腹鼓、蜘蛛鼓、蛊胀等，其症状特点为腹部胀大如鼓，腹壁上静脉怒张，这可能包括血吸虫病在内。中医对于鼓胀病向来认为与肝、脾、肾有关。风、痨、鼓、膈属于内科四大难治之证。风，指脑血管意外之中风。痨，是结核病之痨瘵。鼓，是肝脾肿大的鼓胀。膈，指食道癌之噎膈。从上述资料来看，我国从长期的实践经验，对肝脏一系列的病变，已有一定的认识。兹就个人对上述几种肝病的治疗经验与体会，阐述于下。

一、急性肝炎

黄疸是传染性肝炎中比较突出的症状。有些肝炎并不发黄，而只是胁痛、疲乏、纳呆、肋下可扪及肿大的肝脏、血检肝功能不正常等。一般来说，有黄疸者起病较急，初起会伴有发热恶寒，随即出现目黄尿赤乃至全身皮肤黄染，疲倦无力，厌食、恶心或呕吐，小便黄赤如浓茶，烦躁，甚则谵妄、昏迷，这属肝昏迷的危候。大便干结或溏，舌苔黄厚腻，脉滑数或缓滑。发热时则滑数；无热时往往缓滑。本病主要通过饮食、食具、日常生活接触、水源污染等传播。一旦发现本病，必须抓紧时间及早治疗，务使黄疸早日消退，将病治愈，以免转入慢性期。从中医辨证来说，此证多由湿热蕴郁，瘀积于里，因而发黄。治宜清利湿热，使大小便通畅，黄从小便去，可选用茵陈蒿汤合栀子大黄汤加减化裁。基本处方：绵茵陈30～45克，栀子15～20克，枳实12～15克，大豆黄卷30～50克，茅根30～50克，溪黄草30克。上药为一天量，第一次用水1200毫升，煎取500毫升；第二次用水900毫升，煎取400毫升，混合，分三次温服，每次300毫升。如大便秘结者，加大黄12克（后入）；大便泄泻者去枳实，加藿香10克，赤茯苓20克，大腹皮15克；口干渴者加天花粉18克。服药至黄疸退尽为止。如神志昏迷者，加郁金12克，石菖蒲10克，羚羊角3克（先煎），或加服安宫牛黄丸一枚。黄疸退后，上方宜适当减量，并加入麦芽30克，谷芽30克，淮山药25克，以健理脾胃，忌过用苦寒清肝之品，以免削弱机体的抗御功能，致变生他证。上述方药，一般服用10天左右黄疸便应逐渐减轻或消退，如黄疸仍不减退甚或病情加重者，则应考虑其他因素了。

本病应与钩端螺旋体和胆道梗阻的黄疸相鉴别。前者主要由于接触被病原体污染的水，病原体从皮肤进入人体而感染，流行于夏秋季节我国南方各省，以青壮年发病较多，发病急骤，初起有寒战壮热，头痛及腓肠肌疼痛明显，皮肤粘膜有出血点及发黄，血检白细胞增高，血沉加快；后者多发生于年龄较长者，每有右侧胸胁腹部疼痛明显，黄疸逐渐加深，无传染接触史，血检除黄疸指数增高外，肝功能一般正常。

二、慢 性 肝 炎

多为无黄疸型，惟面色较晦暗无华，往往继发于黄疸型肝炎之后，病程迁延，常有胁痛不适，疲乏倦怠，食欲不振，或腹胀恶心，或口苦口干，大便不调，或结或溏，小便黄。舌苔白或黄或腻，脉弦细或弦滑或弦缓等。由于病程较长，体质各异，证型不同，应辨证分型施治，一般以健理脾胃或养育肝阴为主，佐以舒肝利湿，不宜过于苦寒攻伐。

1. 肝郁瘀滞证

证见右胁刺痛或胀痛不适，或反射到左胁也隐痛，胸闷嗳气，烦躁易怒，胃纳欠佳，大便干结或溏黑，舌色黯红，或舌边有瘀斑点，苔白微黄，脉弦或弦涩。此气肝郁结而有瘀滞之证，治宜舒肝解郁，行气活血化瘀。基本处方可选用《妇科玉尺》之柴胡抑肝汤去川芎、苍术、连翘，加丹参、郁金、桃仁、白背叶根或岗稔根。处方：柴胡9克，赤芍12克，丹皮10克，青皮6克，生地12克，地骨皮15克，丹参15克，香附6克，神曲15克，炒栀子10克，郁金10克，桃仁12克，白背叶根30克。

2. 肝脾两虚证

病程迁延日久，右胁时有隐痛，疲乏无力，头晕，食少纳呆，腹胀嗳气，便溏。舌淡胖，苔薄白，脉弦细。此肝脾虚损之证，治宜养肝健脾。基本处方可选用二至丸合六君子汤加减。处方：女贞子12克，旱莲草15克，党参15克，白术12克，茯苓20克，甘草5克，陈皮3克，法半夏12克，首乌20克，白芍12克。

3. 肝阴不足证

右胁疼痛，五心烦热，时有低烧，口干咽燥，头目晕眩，颧红，烦躁不宁，睡眠欠佳，梦多，易怒，小便微黄，大便干结。舌红少苔，脉弦细略数。此肝阴不足，虚火偏旺之证，治宜养育肝阴，稍佐凉血清热。基本处方可用一贯煎合二至丸去当归，加地骨皮、太子参、白芍。处方：北沙参15克，麦门冬15克，干地黄12克，枸杞子10克，川楝子9克，女贞子12克，旱莲草15克，地骨皮15克，太子参30克，白芍12克。

三、肝 硬 化

肝硬化往往由慢性肝炎日久失治演变而成，亦可由长期嗜酒、营养不良或感染血吸虫病所引致。除血吸虫病须另行处理外，本节主要阐述由慢性肝炎演变而成早期肝硬化的诊治。证见面色无华而晦黄，食欲不振，腹胀或有轻度腹水，大便失调，尿少而黄，口舌干燥，皮肤可出现蜘蛛痣，或皮下有出血点，甚或鼻衄、齿衄、肌衄、便血，严重者可见大出血的危象。由于肝、脾肿大，腹部膨大硬实，腹壁静脉怒张而躯肢消瘦，或下肢浮肿，严重者可出现肝昏迷。舌黯红或红绛少苔或光剥无苔而干，脉弦大或革。本病比较复杂，早期、晚期轻重不一，应分别辨证施治，根据不同证型，采取同病异治区别处理。早期及轻度者可冀治愈，晚期重症则预后不良。

1. 肝经郁滞、脾失运化证

证见胁肋隐痛，食欲不振，脘腹胀满，食后尤甚，嗳气，全身困乏无力，面色晦黯，小便量少或便溏，舌胖苔白微黄腻，脉弦细，扪诊可于右肋下触及肝脏，质硬而有压痛，或脾脏亦肿大，皮肤可见有蜘蛛痣。此为肝经气滞，脾失运化之早期肝硬化症，治宜理气运脾化湿，佐以软坚，可用《丹溪心法》之胃苓汤加鳖甲、槟榔、鸡内金。基本处方：茯苓 25 克，陈皮 3 克，厚朴 9 克，猪苓 15 克，泽泻 15 克，白术 12 克，苍术 6 克，桂枝 10 克，鳖甲 30 克（先煎），槟榔 15 克，鸡内金 10 克，生姜 2 片，大枣 5 枚。

2. 肝血瘀滞证

右胁刺痛或两胁均痛，脘腹胀满，或腹部膨大硬实或有腹水，面色黯滞，或胸颈部有蜘蛛痣或肢体有出血点，肋下可扪及较硬之肿块，或腹部可扪及脾脏肿大，大便干结或溏黑。唇色紫黯、舌质黯红、边有瘀斑点，苔白微黄而干，脉沉弦。证属瘀血壅阻经络，治宜理气活血化瘀，可用《医林改错》之血府逐瘀汤加丹参、槟榔、血竭。基本处方：生地黄 15 克，桃仁 15 克，赤芍 15 克，红花 10 克，当归尾 6 克，川芎 6 克，牛膝 15 克，柴胡 6 克，甘草 5 克，枳壳 10 克，桔梗 6 克，丹参 20 克，槟榔 15 克，血竭末 1.5 克（冲服）。

3. 肝肾阴虚证

证见低热不退，手足心烦热，焦躁，口干渴，纳差，腹胀甚或有腹水，或腹硬实而青脉暴露，尿少色黄，或鼻衄、齿衄、肌衄，面色黯晦，颧红唇赤，肋下有痞块，舌质红绛少苔或无苔而干，脉弦数。此为肝肾阴亏损之证，多见于肝硬化之中晚期，治宜滋养肝肾，佐以化瘀消癥。可用《温病条辨》之三甲复脉汤加丹参、玄参、桃仁。基本处方：炙甘草6克，生地20克，白芍15克，麦冬15克，生牡蛎30克（先煎），鳖甲30克（先煎），龟板30克（先煎），阿胶9克，玄参15克，丹参20克，桃仁15克，并可另服《金匮要略》之鳖甲煎丸（成药）。如出现肝昏迷者，可另服安宫牛黄丸。

《体　　会》

急性黄疸型肝炎，绵茵陈是首选有效之药，其性味苦平微寒，具有较好的解热作用，并有畅利胆汁分泌和抗病毒、抑菌的作用。凡黄疸性肝炎均可应用，阳黄功效固好，阴黄亦配伍温阳药使用，以发挥其退黄的功效。阳黄以配合栀子、大黄或猪苓、泽泻等为宜；阴黄可配伍附子、炮姜、炙草，古有茵陈四逆汤即属此例。茵陈一般用量宜大，特别是阳黄，可用至30～45克，否则作用不显。不少民间草药对急性黄疸型肝炎效果也很好，如唇形科香茶菜属之溪黄草疗效颇佳，干品可用30～45克，鲜品用60～90克，煎水代茶或加入处方均可，其性味甘凉，具有清热利湿退黄作用。又如蝶形花科相思子属之鸡骨草，对急性肝炎效果亦好，其性味凉淡，有清热利湿、舒肝退黄止痛作用，干品用30～60克，但其种子有毒，用时必须将豆荚之果子全部摘除，方可煎服，以免有中毒之危险。

慢性肝炎情况比较复杂，对体质影响较大，且迁延时日，辨证施治尤为重要，不宜概用苦寒清热之药。在分证施治中，青草药大戟科野桐属之白背叶根性味微苦涩平，具有舒肝活血清热之效，对各种证型之慢性肝炎均可配用，量可用30～45克。余常与桃金娘科桃金娘属之岗稔根30克配合使用，因其有养血活络作用，相得益彰。

槟榔具有治腹胀、下水肿、消积聚、破癥结、下大便、杀虫等作用，对于肝硬化之腹胀、腹水均可配用，用量可由15

克渐增至 60 克，宜根据病情、体质来考虑用量，若体质虚弱宜配伍黄芪等益气之品，一般用 15～20 克便会轻泻 1～2 次，但必须选用鲜明的尖槟切片者为佳，若切片后放置过久甚或已被虫蛀者，则效果不显。尖槟性味辛苦温，多服可使人醉，因其有行气破气作用，故用量只宜逐渐加重，不宜突投大量，以免出现恶心呕吐等不良反应。

　　急、慢性肝炎及肝硬化均忌啖食肥腻煎炙之品，以新鲜蔬菜、水果及营养丰富而易消化之食物为宜，可适当食些蔗糖，但亦不宜过多，以免影响食欲。除注意饮食外，并要注意适当休息，心情要舒畅，以配合药物治疗。对肝硬化的患者，宜警惕是否发展为肝癌，应及早诊断明确，以免延误。

234

阳痿的中药治疗

阳痿，亦称阴痿，指男子未到衰老期而阴茎不能勃起，不可能同房者。《灵枢·经筋》篇有"阴痿不用"之词。西医认为是性神经衰弱，或某种慢性病所引起。

阳痿的机理以肾阳不足、命门火衰为主，亦可由于劳倦过度、心脾受损或精神因素所影响。临床上以前者为多。兹据个人体会，阐述如下：

1. 肾阳不足，命门火衰

原因可由于禀赋阳虚，加以早期斫丧太过（包括手淫、房劳过度），以致阴精耗损，累及肾脏作强之官的功能，这是临床上最多的一种类型。证见精神不振，肢体疲乏，腰酸膝软，怕冷，四肢不温，小便清长，夜尿频多，阳具萎软不举，不能同房，或有滑精现象。舌淡嫩或淡胖，脉沉细无力或沉迟而弱。治宜温肾壮阳，可用张景岳之赞育丹为主（熟地、白术、当归、杞子、炒杜仲、仙茅、仙灵脾、巴戟天、山萸肉、肉苁蓉、炒韭子、蛇床子、肉桂）加减化裁。余常在此方的基础上，再以胡芦巴、破故纸、菟丝子、全蝎等出入其间，同时兼用仙灵脾、菟丝子泡酒，饭后饮用适量，如能坚持服药及饮用药酒一段时间，多可收效。

2. 疲劳过度，心脾受损

疲劳过度，足以影响一时的性功能。若因工作过度倦乏，

235

一时有轻度阳痿现象者，只要适当休息，自可恢复。若长期过度疲劳，以致心脾受损，疲乏倦怠，精神不振，性欲淡漠，阳事不举，心悸怔忡，记忆力差，睡眠欠佳，甚或失眠，胃纳欠佳，大便不调，舌淡红、苔薄白，脉弦细。此因劳累过度，心脾受损，累及肝肾，以致宗筋不用，治宜益养心脾，调补肝肾，可用归脾丸化裁，以菟丝子、肉苁蓉、枸杞子、山萸肉、仙灵脾等出入其间，使心肾相交，肝脾协调，并适当休息，自可慢慢恢复，不宜过用辛燥之品，冀求速效，或反致增病，达不到治疗之目的。

遗精之中药治疗

遗精，指不因性交而精液自行排出者。其中，有梦而遗者称为梦遗；无梦而遗者甚或清醒时而精自出者名曰滑精。前者多由肾阴虚而相火旺；后者则因肾气虚衰而精关不固，但梦遗多以后亦可致精关不固，故本病总属虚损之证。若成年未婚男子或婚后分居日久，每月仅有一、二次梦遗者，一般不属病征。正如《景岳全书·遗精》篇说："有壮年气盛，久节房欲而遗者，此满而溢者也。"可属正常情况。

对遗精《内经》已有描述。《灵枢·本神》篇有"恐惧而不解则伤精，精伤则骨酸痿厥，精时自下。"这是对精神因素所致遗精的一种描述。《金匮要略·血痹虚劳病脉证并治》有"阴寒精自出，酸削不能行"和"夫失精家，少腹弦急，阴头寒，目眩发落，脉极虚芤迟，为清谷亡血失精"，"虚劳里急，悸衄，腹中痛，梦失精，四肢酸疼，手足烦热，咽干口燥"等的记载，指出遗精属于虚劳病的范畴。

遗精，在临床上可分为两大类，一为肾气不固，这偏于阳虚为主；一为相火亢盛，这是偏于阴虚为主。治法上，前者着重补肾固精，后者需着重养阴潜阳，应辨证分别处理。遗精虽以阳虚不固者为多，但若不审病情而概用温补之剂者，则误矣。

1. 肾气不固者

证见睡后滑精，甚或清醒时精液也会溢出，间亦可有梦遗，严重者连续多晚均遗，或一晚遗精二三次。同房时则早泄，又或时会阳痿，头晕目眩腰酸，精神不振，身体倦怠，面色苍白，眼眶黯黑，四肢不温，尿频清长而夜尿多。舌淡苔白，脉沉细迟弱。此肾阳虚衰，精关不固使然，治宜温肾固涩，可用金锁固精丸（沙苑蒺藜、芡实、莲须、龙骨、牡蛎）加金樱子、破故纸、胡芦巴、山萸肉之类，金樱子宜重用，一般可用30克，以其具有涩精收敛作用，并有强壮之功，故可作为主药运用。《本草纲目》云：金樱子浓煎汁，与芡实粉为丸，名水陆丹，益气补真最佳。并引沈存中笔谈云："金樱子止遗泄，取其温且涩也。"

❀ 2. 阴虚火亢者 ❀

　　证见阳事易举，梦泄频繁，睡眠欠佳，记忆力差，烦躁不宁，五心烦热，咽干，便结尿黄，舌红少苔，脉弦数。治宜滋阴泄热，佐以镇潜。可用知柏地黄汤（知母、黄柏、地黄、山萸肉、丹皮、淮山药、茯苓、泽泻）加生龙骨、生牡蛎、生龟板、女贞子之类。兹选列两个病例如下：

　　刘某，男，34岁，已婚7年，未曾生育。青年时曾有手淫史，婚后有早泄情况，间或有轻度阳痿。性欲淡漠，却经常遗泄，每周有二三次。神疲体倦，腰酸腿软，面色苍黄，眼眶黯黑，怕冷，四肢不温，尿频清长，夜尿多，思睡，记忆力差。舌淡嫩，苔薄白，脉沉细弱。此乃肾阳虚衰，精关不固之遗精证候，治宜温肾固摄，补气止遗。处方：沙苑子20克，莲须10克，金樱子30克，生龙骨30克（先煎），山萸肉15克，锁阳20克，芡实30克（先煎），覆盆子15克，菟丝子20克，党参20克，破故纸15克，五味子3克。嘱服十五付。服药完毕再来诊时，谓精神好转，诸证均减，遗泄十天内仅有一次。守上方嘱再服十五付。再次到诊时，谓遗精已基本控制，精神增进，颇具信心。嘱购服金锁固精丸三个月，以资巩固。

陈某某，男，28岁，已婚二年未育。主诉近几年来经常梦遗，每周达二三次，婚后未见好转，有时同房后还梦遗。人体消瘦，精神欠佳，腰酸疲倦，晨起口干，大便干结。自以为身体虚弱，购服补肾成药及炖服温补之品，证候未见改善。曾就诊于某医疗单位，诊为肾虚，处方用肾气丸加减，服后梦遗如故。来诊时按其脉为弦细，重按仍应指，舌面少苔，此乃阴虚阳亢之象。肝肾阴虚为病之本，相火偏亢为病之标，治宜滋养肝肾。佐以收敛潜阳。处方：大生地30克，知母12克，黄柏10克，山萸肉15克，女贞子15克，丹皮9克，泽泻12克，淮山药20克，金樱子30克，生龙牡各25克（先煎），白芍20克。嘱先服十付。药后再诊时谓精神好转，大便畅适，梦遗之证已减少，十天来只遗过一次，守上方嘱服十五付，服完二十多付后，梦遗已基本控制，嘱服六味地黄丸以资巩固。

从上述二例来看，可见遗精一证，主要区别肾阳虚或肾阴虚，不能概用温补固涩之品也。

239

癫疝证治

癫疝之名，《内经》已有描述。如《素问·脉解论》说："厥阴所谓癫疝，妇人少腹肿者。……所谓癫癃肤胀者，曰阴亦盛而脉胀不通，故曰癫癃疝也。"张志聪注释云："阴器肿而不得小便也。"又《素问·阴阳别论》说："三阳为病，发寒热，下为痈肿，及为痿厥腨痛，其传为索泽，其传为癫疝。"腨痛，指小腿痠痛。索泽，指皮肤干燥不润泽。癫疝，指阴囊肿大重坠，其睾丸可肿大如鸡蛋甚或如鸭蛋，阴囊之皮肤则粗燥厚硬，或痛或不痛。又《素问·骨空论》说："任脉为病，男子内结七疝，女子带下瘕聚。"癫疝，是七疝中之一。马玄台云："七疝，乃五脏疝及狐疝、癫疝也。"《儒门事亲》说："癫疝，其状阴囊肿缒，如升如斗，不痒不痛者是也。得之地气卑湿所生。"综上所述，癫疝与足厥阴经、任脉及肾有关。阴囊睾丸属于外肾，其气与肾通。外肾是宗筋之所聚，任脉和男女之生殖系统有关。疝气，古代所指的范围较广，包括少腹肿痛如腹股沟疝等。降及后世，则专主睾丸肿大。如陈修园在《医学实在易》中说："疝气者，睾丸肿大而痛也。"又《医学从众录》云："疝气，睾丸肿大牵引小腹而痛也。"疝病的含义，其范围逐渐缩小，近代已把疝气一词专指睾丸肿痛之病了。

癫疝是专指慢性之睾丸肿大以致肾囊胀大如儿头而坚实重坠，皮肤粗厚，或麻木不知痛痒，影响小便，甚至行动不便，西医称为慢性睾丸炎或慢性副睾炎。中医认为主要原因是寒湿瘀结，影响足厥阴肝经、任脉及足少阴肾经。多发生于中老年人。治宜温经行气散结为主，或佐以利湿，可用古方荔核丸加减化裁。余曾治一典型病例，患者刘某，55岁，厨师，患睾丸疝气已一年多，双侧睾丸均肿大，尤以右侧为甚，大如鸭蛋，阴囊则胀大如儿头，皮肤粗厚，自觉重坠不适，下肢乏力，腰微痠，小便不畅利，脉沉细而弦，舌苔白。此乃气滞兼有瘀湿，壅聚于下，影响肝肾冲任，致成癫疝，拟温肾行气活血散结，佐以利湿，处方如下：荔枝核25克，小茴香10克，广木香（后下）6克，沉香6克，川楝子10克，橘核15克，乌药15克，破故纸15克，川芎10克，桃仁15克，怀牛膝15克，青皮10克，车前子15克。按上方治疗一个月，睾丸及阴囊肿大逐渐消减，已无重坠感觉，再服药十余付，疝气便基本平复。方中以破故纸、小茴香湿散下焦寒邪，荔枝核、橘核、川楝子散结，沉香、木香、乌药、青皮行气止痛，川芎、桃仁活血化瘀，牛膝引药下行兼壮腰膝，车前子利湿。全方具有散寒行气、活血散结止痛之功，故经过一个月之治疗，获得显著效果，该病例追踪半年未再发作。

秘方、验方一束

1. 妇科调经丸（祖传秘方）

【主治】月经先后多少不定，或经行腰腹疼痛，宫寒不孕等。

【药物组成】大当归五钱　炙黄芪（姜汁、醋炒）三钱　祈艾（姜汁炒）三钱　白茯苓四钱　香附（醋制）四钱　熟地（酒蒸）八钱　白术（土炒）三钱　川芎（酒炒）四钱　续断（酒、醋炒）三钱　炙甘草三钱　春砂仁三钱　炮姜一钱　炙党参三钱　制益母草八钱

【制服法】共研细末，炼蜜为小丸，每次服二钱，盐汤送下。

242

2. 强筋健步汤（祖传秘方）

【主治】双脚痿软乏力，或产后下肢瘫痪，气血虚弱者。

【药物组成】千斤拔*（切）四两　花生米（连衣）四两　红枣二十枚　鸡脚四只

【煎服法】文火煎煮4小时，作汤饮服，饮时可加小量米酒。以30天为一疗程。

*千斤拔为蝶形科千斤拔属，别名金牛尾、老鼠尾、千斤坠等。性味甘淡涩平，功能舒筋活络，强腰壮骨。广东有土黄芪之称，我国南方各地均有分布，喜生于山坡灌木丛、路边、草丛中。药用为根，形细而长，表面为淡黄色。

3.橘荔散结丸（经验方）

【主治】癥瘕痞块，子宫肌瘤之月经过多者，或乳腺增生。

【药物组成】荔枝核（捣）150 克　橘核（捣）150 克　小茴香 100 克　莪术 100 克　制首乌 300 克　党参 150 克　生牡蛎 300 克　乌药 120 克　续断 150 克　川楝子（捣）80 克　海藻 200 克　岗稔果* 300 克

【制服法】先将荔枝核、橘核、川楝子、生牡蛎、海藻、莪术、乌药、续断反复熬煎、浓缩，另将党参、首乌、小茴香、岗稔果研细，与浓缩药液混合，水泛为小丸。每次服 6 克，每日 3 次，淡盐汤送下。以 3 个月为一疗程。

*岗稔：为桃金娘科桃金娘属植物桃金娘的果实，其根亦可入药，均有补血止血作用。性味甘涩平，能收敛止血及补血。

4.二稔汤（经验方）

【功效】止血养血，主治妇女崩漏及月经过多。

【药物组成】岗稔根 50 克　地稔根* 30 克　续断 15 克　制首乌 30 克　党参 30 克　白术 15 克　熟地 15 克　棕榈炭 12 克　炙甘草 9 克　桑寄生 30 克　赤石脂 20 克

【煎服法】第一次以水 900 毫升，煎取 300 毫升。第二次以水 600 毫升，煎取 200 毫升，混合，两次温服。

*地稔：为野牡丹科野牡丹属植物的根，性味涩平，能敛血补血及安胎。

5.火炭母煎（经验方）

【功效】利咽清热，主治咽喉肿痛，扁桃体发炎。

【药物组成】火炭母*60克（干品）　红糖适量

【煎服法】二味同煎约一小时，俟稍冷后频频饮服。

*火炭母：为蓼科蓼属。别名火炭星。生长于南方山岗卑湿之地，药用为全草。性味微酸凉，功能清利湿热解毒，对肠炎泄泻亦有效。

6. 参七散（经验方）

【功效】补气活血止痛。主治心肌劳损、冠心病、时觉心前区闷痛者。

【药物组成】高丽参　大田七等分

【制服法】研极细末，和匀，每次服1克，每日2～3次，开水或少量葡萄酒送下。

7. 螵蛸和胃汤（经验方）

【功效】健胃制酸止痛。主治胃及十二指肠溃疡疼痛，嗳气吐酸水。

【药物组成】乌贼骨（捣碎）30克　佛手片12克　甘草6克　党参20克　白茯苓20克

【煎服法】每一次用水600毫升，煎取250毫升；第二次以水400毫升，煎取200毫升，混合，两次温服。

8. 乌及散（经验方）

【功效】止血止痛。主治支气管扩张咯血及胃与十二指肠溃疡疼痛。

【药物组成】白及一份　乌贼骨二份

【制服法】研极细末，和匀，每服3克，每日3次，淡盐汤空腹下。

《9. 术 地 汤》

【功效】健脾润肠。主治习惯性便秘及老年人、孕妇大便秘结。

【药物组成】白术 60 克　生地 30 克　枳实 10 克

【煎服法】第一次以水 600 毫升，煎取 250 毫升；第二次以水 500 毫升，煎水 250 毫升，混合，两次温服。

《10. 参贝化结汤》

【功效】清利湿热，散结消肿。主治前列腺肥大，小便艰涩，夜尿频数不利。

【药物组成】苦参 20 克　党参 20 克　浙贝 20 克　覆盆子 15 克　制山甲 15 克

【煎服法】第一次以水 900 毫升，煎取 300 毫升；第二次以水 600 毫升，煎取 200 毫升，混合，两次温服。

245

《11. 莱菔子煎》

【功效】消食利肠。主治小儿消化不良、大便干结不解。

【药物组成】莱菔子 15～30 克（量儿大小，三岁以下用 15 克，三岁以上可用 30 克）

【煎服法】水 200 毫升，文火煎至 100 毫升，两次温服。

《12. 蒿薇退热汤》

【功效】清热解表，利水消食。主治小儿感冒发热。

【药物组成】青蒿（后下）6～9 克　白薇 9～12 克　连翘 6～9 克　淡竹叶 9～12 克　滑石 9～12 克　麦芽 15～20 克　钩藤 6～9 克　蝉衣 3～6 克

【煎服法】以水 450 毫升，煎至 150 毫升，三次温服。

13. 散 风 饮

【功效】祛风凉血止痒。主治荨麻疹（风疹块），浮肿瘙痒。

【药物组成】荆芥（后下）9 克　生地黄 30 克　生牡蛎（先煎）30 克　川芎 10 克　防风 9 克　白芍 20 克　麦芽 30 克

【煎服法】每日 1～2 付，以 10 天为一疗程。

14. 木 蝴 蝶 饮

【功效】清肺润喉，开音。主治声音嘶哑。

【药物组成】木蝴蝶（又名千层纸）6～10 克。

246

【煎服法】以水 600 毫升，文火煎至 400 毫升，俟稍凉后频频饮服。

15. 润 肺 饮

【功效】润肺止咳利水。主治小儿百日咳，作辅助饮料。

【药物组成】风栗肉 12 个　糖冬瓜 20 克　粟米须 10 克

【煎服法】水 900 毫升，文火煎取 400 毫升，代茶饮服。

16. 荆防止痒洗（外用方）

【功效】祛风清湿热止痒。主治滞下量多，外阴瘙痒。

【药物组成】荆芥（后下）25 克　防风 15 克　蒲公英 30

克　黄柏 30 克　枯矾（冲）15 克　百部 20 克　地肤子 30 克

【煎用法】煎水作外阴熏洗，俟药液温和时坐盆约 30 分钟，每日二次。

17. 吊 兰 汤

【功效】清热去瘀消肿。主治甲状腺肿大。

【药物组成】金边吊兰* 三株（全草、鲜者）　蜜枣六枚瘦猪肉适量

【煎服法】煎煮约 3 小时，佐膳作汤饮服。

　*金边吊兰为百合科植物吊兰，又名八叶兰、兰草、硬叶吊兰。性味甘酸凉，能清热去瘀消肿解毒。

18. 利 肠 饮

【功效】清热利肠通便。主治痔疮发炎肿痛。

【药物组成】冬瓜仁（捣）60 克　生苡仁 60 克　白糖适量

【煎服法】以水 1000 毫升，文火煎至 600 毫升，分次饮服，以 7 天为一疗程。

19. 清 带 汤

【功效】清利湿热，止带。主治妇女湿热带下。

【药物组成】冬瓜仁（捣）30 克　麦冬 15 克　败酱草 30 克

【煎服法】水 800 毫升，煎取 300 毫升，每日一付，以 7 天为一疗程。

20. 生 发 煎

【功效】养血滋肾。主治血虚发脱。

【药物组成】制首乌 30 克　黄精 30 克　黑豆 80 克　大枣 15 枚

【煎服法】第一次以水 800 毫升，煎取 250 毫升；第二次以水 500 毫升，煎取 200 毫升。混合，分两次服，饮服时可加少量葡萄酒。以 30 天为一疗程。

21. 益　肾　汤

【功效】健理脾肾。主治慢性肾炎之蛋白尿未消除者。
【药物组成】田鸡*2 只　芡实 60 克
【煎服法】煎汤佐膳饮用，以 15 天为一疗程。
　* 田鸡是南方水田中之青蛙，用时去皮、内脏及头部。

22. 止　血　散

【功效】去瘀止血。主治妇女崩漏不止。
【药物组成】血余炭（研细）24 克
【服法】每次服 6 克，一天 4 次，开水调下。

248

23. 化痰散结方

【功效】化痰解毒，消肿止痛。主治颈部淋巴结肿及咽喉肿痛。
【药物组成】六神丸十粒　蛇胆川贝末一支
【服法】二药混合，开水送下，每日 2～3 次。

24. 健脾益肾汤

【功效】健脾益肾，利尿消蛋白。主治慢性肾炎水肿。

【药物组成】黄芪 30 克　苏叶 10 克　益母草 40 克　车前子 15 克　怀牛膝 20 克　鸡内金 12 克　茯苓皮 30 克　陈皮 6 克　大腹皮 20 克　云茯苓 25 克　芡实（先煎）40 克　淮山药 25 克　粟米须 12 克　白茅根 30 克

【煎服法】第一次用水 1200 毫升，煎至 300 毫升，第二次用水 750 毫升，煎至 250 毫升，两次混合，分 2～3 次服。

249

诊余诗选

　　余本不善为诗，但诊余偶有所感，也试写一二首，聊以见志。兹选录与医事有关者如下，以表以意。

十年动乱后下放回院感赋

　　　　严冬过后接春光，校园今喜换新装。
　　　　松柏经霜添翠色，桃李吐艳竞芬芳。
　　　　医教科研齐跃进，师生群干互赶帮。
　　　　育苗甘作园丁老，杏林繁植万千行。

诵叶剑英副主席《攻关》诗敬步原韵

一

　　　　年老志仍坚，心红不怕难，
　　　　中西医结合，迈步越雄关。

二

　　　　鼓劲勇攻坚，辛勤克万难，
　　　　创造新医学，赶超世界关。

首届教师节偶成

　　　　五十多年医教研，喜看桃李满园开。

已过古稀人未老，乐将余热育英才。

《七十二岁书怀》

一

从医五十载，建树愧无多，
振兴中医药，当今有叔和。

二

生平多波折，医研少作为，
晚年逢盛世，奋力贡余晖。

三

日暮时光短，仔肩更觉繁，
如何传帮带？瞬息未敢闲。

四

青色从蓝出，鲜明且创新，
英才纷涌现，喜有后来人。

《广东中医药专科学校 63周年纪念书事》

中医专校数十年，作育人才着先鞭，
医教科研成效著，英才辈出赛前贤①。
独惜中途遭压抑②，师生忧愤难尽言。

①中医专毕业同学有被评为全国劳动模范者；有被选为全
国党代会代表者；有被选为全国人民代表者；有被选为全国政

协委员者；有在国外获博士学位者；有被评为教授者；有被任命为中医学院院长者等等，成为广东省中医事业的骨干力量。

②1953年王斌在卫生部当权，下令"勿需培养新中医的必要"，被迫停止招生。

　　　幸于校园基础上，建成学院史无前③。
　　　岐黄教育循正轨，培训新人逾万千。
　　　岭南医风旗独树，济世活人意志坚。
　　　学术交流传海外，奔腾不息莫迟延。

③1956年广州中医学院在广东中医专科学校的原址建立。

中南五省妇科学术交流会第一次会议在广州召开

　　　中南妇科互交流，冠盖如云集广州，
　　　百花齐放争妍丽，科研佳作不胜收。

省名老中医座谈会喜赋

一

　　　名老中医集翠亨①，交流经验甚欢欣。
　　　编著丛书传万代②，继往开来育后人。

二

　　　振兴岐黄共献谋，管理局成万众求③，
　　　　医教药研齐改进，协力同心争上游。

①座谈会在孙中山故乡翠亨村的宾馆召开。
②会中决定编写《岭南名医学术思想丛书》并出版。
③会上一致要求从速成立省中医管理局。

参加研究生工作会议偶成

研究生会上西樵①，岐黄振起看今朝，
提高质量尤关键，后继有人不寂寥。
①研究生会议在西樵山召开。

无题（打油诗一首）

医药分家为何由？药成商品富可求。
但愿关心民疾苦，医药协调病易瘳。

送女儿公费赴美进修

一

展翅腾飞万里行，多闻博识可润身，
中华儿女均英俊，医技新峰勇攀登。

二

珍重人生锦绣程，学无中外术求精，
广交师友存知己，天涯虽远暂居停。

七十书怀

一

七十高龄鬓已斑，中医事业尚多艰，
老骥岂能甘伏枥，鼓其余勇续登攀。

253

二

浩如烟海古医籍，半生研读欠真知，
勤求古训求启导，群书博览觅珠玑。

和韩百灵教授

1983年冬韩老从哈尔滨来广州讲学，并以诗见赠，步原韵和之。

一

传经不远三千里，奔驰南北与西东，
老当益壮仍不倦，羊城冬暖喜相逢。

二

南北风光同样好，满园桃李渐成荫。
岐黄学术传寰宇，谆谆训勉见赤忱。

祝任教授从医五十周年

任应秋教授从医五十周年庆祝大会，邀赴参加，因故未能前往，谨寄数言奉贺。

从医五十载，活人逾万千，
杏林一盛会，桃李满庭前。
我因事所阻，难亲致颂言，
引领遥首望，祝君寿百年！

1980年为《医著选》出版喜赋

白发欣逢大治年，青春焕发著新篇，
四化征途跨骏马，奔驰医教与科研。

《偶　　成》

晚年逢盛世，贡献愧无多，
振兴中医药，岂可再蹉跎。